東アジア地域連携シリーズ

東アジアにおける食を考える

信頼できるフードチェーンの構築に向けて

福田　晋 [編]

4 | East Asia Regional Integration Series

九州大学出版会

まえがき

　本書のベースとなったものは，2009年10月19～20日に開催された，第4回日中韓国際シンポジウム「東アジア地域連携：身近な共通リスクとその対応」（主催：日中韓地域連携研究コンソーシアム・九州大学アジア総合政策センター）における食料分科会の報告である。食料分科会のテーマは，「信頼できる食料の安定供給と確立に向けて」というものである。

　近年の国際食料市場における東アジア諸国の依存度の高まり，それと表裏一体となった食品安全問題の発生は，日本，中国，韓国の3カ国に，改めて食料の安定供給と安全性確保の困難さを認識させることになった。食料の安全性確保に関して，政府間協議は進んでいるが，3カ国の消費者や生産者相互の信頼確保は未だ不十分であり，流通業者，加工業者を含めた食品サプライチェーン全体の安全性と信頼を担保する民間レベルの仕組みは構築されているとは言い難い。食料分科会は，実情に即した現実的で信頼できるフードチェーンの構築に向けて，相互理解と何らかのメッセージを発信しようというねらいのもとに開催された。分科会では6名の報告を受けた後に，パネラーとフロアの参加者が一体となって議論が展開された。

　第1報告「日本におけるフードシステムの安全性と消費者信頼の確保」中嶋康博（東京大学大学院農学生命科学研究科）は，以下のような報告を行っている。日本の食料消費とフードシステムは過去半世紀の間に大きく変容し高度化した。それらの動きを支えたのが，選別，輸送，温度管理，保管，検査，在庫管理，情報伝達などの分野での技術開発の進展である。あわせて食品安全行政も制度的な進化を見せた。一つの画期

は1995年の,食品衛生法の大改正である。その内容は,①食品添加物規制の見直し,②残留農薬基準の策定,③総合衛生管理製造過程の承認制度の導入,④輸入手続きの迅速化,⑤公的検査機関における適正試験所規範（GLP）に基づく管理業務基準の導入,⑥飲食店営業許可の規制緩和,⑦食品衛生管理の地方分権推進,⑧栄養成分表示の適正化,などであった。次いで2003年前後の食品安全基本法（2003年制定）,食品衛生法（2003年改正）,JAS法（1999年・2002年改正）,牛肉トレーサビリティ法（2003年制定）など重要な法律の制定,改正である。この時,日本の食品安全行政は大きな転換点を迎えた。それは2001年に始まったBSE問題が食品安全行政の構造的問題を明らかにしたことが契機であるが,結果的に食品安全行政再編の世界的な潮流に合致する改革に結びついた。このように技術と制度の整備が進められて,安全対策は充実してきている。しかし一方で偽装表示など違法行為がいつまでも続き,食への不信は払拭できていない。トレーサビリティ制度も利用しながら,食の信頼を向上させるための社会的装置が求められている。現在の食経済のボーダレス化を見据えながら,特に東アジア諸国と連携した国際的な経済・社会の枠組みの下で,その制度設計を試みるべきと結論づけている。

第2報告「韓国におけるフードシステムの安全性確保」李炳昿（韓国江原大学校）は,以下のような報告を行っている。韓国は近年,食品安全性確保のために多くの努力を払ってきた。2008年には食品安全基本法が制定され,2009年6月より牛肉のトレーサビリティが農家から小売店まで義務化されている。また,2006年より畜産物に対するHACCPの適用が農家段階から小売段階まで拡大されている。安全性確保システムの大きな枠組みは,親環境農業とGAP,HACCP,トレーサビリティ,食堂の原産地表示制などであり,食品医薬品安全庁,農産物品質管理院,獣医科学検疫院,植物検疫院などの機関が重要な機能を果たしている。

このような努力にもかかわらず韓国の食品安全管理システムには次のような6つの課題が残されている。第1に，食品安全基本法に危険分析システムの導入を明示し，独立したリスク評価機関を設立すべきという点である。とりわけ，安全性問題で社会葛藤が起こらないように効率的なリスク・コミュニケーションシステムを構築しなければならない。第2に，企業や農家自ら安全規定を設定し厳格に守るように，コンプライアンスを定着させるということである。第3に，メディアの役割の重要性である。食品安全性に関わって，知る権利も重要であるが，誤った報道により食品業界が被害を受け，消費者を混乱に陥れることは避けるべきである。第4に，安全性の基準はグローバルスタンダードを持つべきであり，韓国の認証制度は国際的に通用できる同等性を確保しなければならない。第5に，食品安全事故の予防システムの構築のために多くの投資がなされるべきという点である。第6に，地域農業の中で自ら食品の安全と安心が担保されるサスティナブルな仕組みを構築することであると指摘している。

第3報告「中国におけるフードシステムの安全性確保：認証制度を事例として」王志剛（中国人民大学農業与農村発展学院）からは，以下のような報告があった。新世紀以来，中国では食品安全性確保体制が厳しく整えられている。その主な背景として以下の2点を指摘できる。第1に，中国からの輸出食品の中で食品安全に関する事件が，日本を含めた海外輸入諸国から少なからず摘発されている点である。第2に，中国国内で最近起きたメラミン牛乳事件などの食品安全に関わる事件が頻繁に現れており，国民から食品安全性に大きな関心が寄せられている点である。中国はいかに食品安全性を確保しているのか，どのような認証制度があるのか，生産者，加工企業及び消費者がいかにこのような認証制度を採用しているのか，という問題が国内外で大変重要視されている。

そこで，中国におけるフードシステムの安全性確保，特にその認証制度について3点にわたって明らかにしている。第1に，中国における食

品安全性確保制度の展開過程，特徴及び問題点について明らかにし，新しく制定された食品安全法の下での法制度の枠組みと特徴を分析している。第2に，以上の認証制度に関わって，マクロの側面から，各地域の特徴が，認証制度を採用した加工企業数に影響を与えることを検証し，認証制度を採用した加工企業の地域の特徴を析出した。ミクロの側面からは，加工企業が認証制度を採択する影響要因を分析している。第3に，日本及び韓国と比較しながら中国における農産物と食品安全性確保の体制を展望している。

第4報告「食品リスクの認知と管理」南石晃明（九州大学大学院農学研究院）では，以下のような報告が行われた。近年，日本では食の安全・安心に対する社会的関心が高まり，「農場から食卓までのリスク管理の徹底を通じた食品の安全性の確保」（農林水産省，2005）が政策的にも大きな課題となっている。

これらの不信・不安・懸念へ対処できる「安全な食料を持続的に供給できる次世代フードシステムの実現」は，人類共通の永遠の課題であり，我が国における最重要政策課題の1つでもある。このような次世代フードシステムを実際に実現するためには，①リスクを知る（リスク認知・予知），②リスクを下げる（リスク低減・制御），③リスクに備える（リスク統治・管理）という3つの視点を統合した学際的な研究開発が必要となることを指摘している。

その上で，日本および中国における実態調査や文献調査に基づきながら，第1に，食料に関するリスクの認知と管理の実態，第2に，適正農業規範GAPへの取り組みに代表される農場リスク管理の実態，第3に，農場リスク管理支援のための情報システムの開発状況について紹介している。日中両国におけるアンケート調査によれば，農産物の安全が損なわれる主要因は，農薬残留であると認識している。このことは，消費者の食料に対する安心感を向上させるためには，農場における農薬使用リスク管理を徹底すると共にその取り組みを消費者が信頼できる形態

で情報提供することが有効であることを示している。そこで，農薬誤使用を事前判定し，生産履歴を自動記帳する情報システムが開発・実用化されて，効果をあげている。

一方で，食料に関連する健康被害の多くが，生鮮野菜・果物・畜肉・乳・水産物の病原微生物汚染によるものであるという実態がある。このような認知リスクと客観リスクの関連・乖離の要因分析は今後の重要な研究課題の1つである，との報告が行われた。

第5報告「韓国における農産物の安全性制度に対する消費者の信頼と改善方策」愼鏞光・崔志弦（いずれも韓国農村経済研究院）では以下のような報告が行われた。韓国における農産物消費性向は量的消費から質的消費に変化している。特に，経済成長にともなう所得水準の向上に伴い，安全を重視した農産物の生産と消費が増加している。

それを前提に，第1に，韓国において食品消費は1980年代後半まで量的に拡大したが，1990年代以後量的増加率が鈍化し，質的な向上を追求する段階に達した。第2に，農産物の安全性に対する消費者調査の結果，国内農産物の安全性に対する信頼は高いものの，輸入農産物の安全性に対する信頼は低い。第3に，農産物の安全性確保に対する消費者の要求が増加することにより，親環境農産物認証制度，優秀農産物管理制度（GAP），農産物履歴追跡管理制度が実施されているが，多様な制度が複雑に運営され，消費者の認知度や信頼度は低いことを明らかにしている。したがって，韓国において農産物の安全性に対する消費者の信頼を改善する方策が必要であり，いくつかの改善方策が提示された。

第6報告「食品安全性に対する消費者の信頼とリスク・コミュニケーション」曾寅初（中国人民大学農業与農村発展学院）からは，以下のような報告があった。中国産食品の「毒ギョウザ事件」と「牛乳メラミン混入事件」など食品安全事件が頻発するにつれて，食をめぐる消費者の不安や不信が高まった。これは食品安全性レベルが急に下がったのではなく，食品安全性に対する消費者の認知が著しく変化したのである。食品

に対する「安全」と「安心」は一括りの言葉で表現してしまうことが多いが、実は明確に区別すべき概念であり、安全度は科学的に測定可能な客観的な尺度である一方、安心度はあくまで消費者が感じる主観的な尺度であることを指摘している。

食品に対する「安全度」と「安心度」のギャップは常に存在するが、食品安全事件が発生した場合は著しく拡大してしまう。消費者は一般的に損失回避性を持つため、被害に非常に注意を払い、食品関連リスクによる被害程度と被害が発生する確率を過大評価する傾向がある。食品安全対策は食品安全度ではなく、むしろ食品安心度によって決定せざるを得ない場合が多い。そして、食をめぐる「安全度」と「安心度」のギャップを縮小し、食品安全性に対する消費者の信頼を回復させることは非常に重要な課題である。

消費者の商品認知可能性については探索財的特徴、経験財的特徴、信用財的特徴が指摘されている。食品安全性に関する認知の多くは信用財的特徴を持っているため、情報の不完全性問題が発生する。それに対しては情報提供に対する公的な規制が必要となる。食品安全事件が発生した場合では、情報提供を中心とするリスク・コミュニケーションが非常に重要な対策となる。しかし、社会制度、文化の相違および消費者の特徴によって、リスク・コミュニケーションの効果に差がある。

したがって、食品安全性に対する消費者認知の決定要因、つまり食をめぐる「安全度」と「安心度」のギャップが生じるメカニズムの解明、そしてそのギャップを縮小する対策効果の評価、については新しい対策の策定あるいは組み合わせなどは、非常に重要な研究課題であると指摘している。

報告の後のディスカッションでは、どのようにして、消費者が信頼できるフードシステムを構築していくか、消費者へのリスク・コミュニケーションの実質化、東アジアにおけるフードチェーンといった観点か

ら討論を行った。討論の中において，まず，各国の消費者が食の安全性に関してどの程度信頼しているか，どの部分が信頼できないかといった観点から議論があった。次に，各国におけるリスク・コミュニケーションの実態，GAP，HACCPなど生産段階における信頼担保のためのシステムの普及方法，中国の食品の安全を担保する制度の遅れなどの質疑応答がなされた。その中で，輸入産品の安全性に対する不安が各国とも強いが，輸出産品については，厳格な安全性チェックが行われているが，その情報発信が行われていない点が指摘された。

さらに，今後信頼できる食を安定的に供給するためには，規制強化を行うのではなく，それに積極的に取り組めるようなインセンティブ措置を講じるべきであるとの意見が出された。最後に，農業経営者や食品事業者には，安全な食を提供する者としての最低限の責務を果たす必要があり，同時に消費者の食を選択する力を醸成することが必要であるとのとりまとめがあり，討論を終えた。

本書は，7名の報告者が，発表を土台にして執筆した論文や報告内容を大幅にリライトした論文，さらに最新の研究内容を取り込んだ論文まで掲載され，シンポジウム報告を超えてさらに充実したものとなっている。一冊の書物として公刊することで東アジアのグローバルなフードチェーン確立の一助となれば幸いである。

本書を作成するにあたって，九州大学アジア総合政策センターの大野教授，坪田教授をはじめ，多くのかたにお世話になった。とりわけ，期限が迫った編集の段階で，手際よく本書出版を行っていただいた九州大学出版会の皆様に，この場を借りてお礼申し上げたい。

食料分科会コーディネーター　福田　晋

目　次

まえがき ………………………………………………… 福田　晋　i

第1章　日本におけるフードシステムの安全性と
　　　　消費者信頼の確保 ………………………… 中嶋康博　1

1. はじめに　1
2. 食品のリスク　1
3. 安全衛生管理の課題　4
4. 食品安全政策と食品表示制度　8
5. トレーサビリティの必要性　13
6. 回収措置における課題　18
7. 食品偽装事件と食の信頼回復　22

第2章　韓国におけるフードシステムの安全性確保
　　　　………………………………………………… 李　炳昕　29

1. はじめに　29
2. 食品安全事故の発生動向　31
3. 食品安全管理体制の現状　34
4. 食品安全管理の主要手段　44
5. 食品安全管理体系の改善方向　54
6. 結　論　57

第3章　中国におけるフードシステムの安全性確保
　　　　――認証制度を事例として
　　　　…………………………………………王　志剛　61

1. はじめに　61
2. 中国農政の概要及び日本との貿易現状　62
3. 中国における食品安全性確保の現状　65
4. 中国における食品安全性確保に関する法制度の内容と特徴　71
5. 認証制度に関する文献の整理　74
6. 飼料産品認証の実証分析　75
7. 計測結果　78
8. 結論　82

第4章　農業者と消費者の食の安全意識…………南石晃明　85
　　　　――予備調査に基づく比較分析

1. はじめに　85
2. 調査の対象と方法　86
3. 調査結果および考察　88
4. おわりに　106

第5章　韓国における農産物の安全性制度に対する
　　　　消費者の信頼と改善方案……愼　鏞光・崔　志弦　111

1. はじめに　111
2. 食品の消費支出の変化　112
3. 農産物の一般的な特性と安全性の管理制度　116
4. 農産物の安全性の管理制度に対する消費者の信頼度　120

5. 農産物の安全性制度の改善方案　*128*

第6章　フードシステムに対する消費者の信頼と
　　　　リスク・コミュニケーション ………… 曽　寅初　*133*
　　　　── 食品安全事件の影響と対策を中心に

1. はじめに　*133*
2. 食品安全リスク認知とその重要性　*134*
3. 食品安全リスク認知と食品購買行動　*139*
4. 情報の提供と情報提供者に対する消費者の信頼　*145*
5. 食品安全事件とリスク・コミュニケーション　*149*
6. おわりに　*152*

第7章　むすびにかえて ………………………… 福田　晋　*155*
　　　　── 東アジアにおける信頼できるフードチェーンの確立に向けた展望

1. はじめに　*155*
2. 食の安全と安心の確保　*155*
3. 農産物輸入の増大と食料自給率　*158*
4. 顔の見える関係づくりと真の消費者主権　*160*
　　　── 「農」と「食」の連携の強化 ──

あとがき ………………………………………… 福田　晋　*163*

第 1 章

日本におけるフードシステムの安全性と消費者信頼の確保

中嶋康博

1. はじめに

　消費者が不安を感じる食品のリスクには様々ある。食中毒については，幸いにして，この数年，かつてのような重篤な健康被害は起こっていないが，潜在的な脅威に備えて食品安全対策は常に怠りなく行わなければならない。

　一方，度重なる食品偽装事件のため，消費者の食への不信感が高まっている。食品の選択が疑心暗鬼な意識のもとで行われるような状態は不健全である。消費者の選択肢が狭まり心理的な負担をかけるだけでなく，それへの対処のために食品産業には余分な負担が掛かることになる。不正行為を起こさないようなシステムの構築を進めるなど，食への信頼感を回復する対策に注意深く取り組む必要がある。

　現代の食品安全を確保するための政策・制度は高度で極めて複雑である。本章では，このような政策・制度の枠組みと制定の背景について，現代の食料消費と食料供給の事情を紹介しながら論じ，あわせて将来の課題に触れることにする。

2. 食品のリスク

　食品には，食品の変質から，食中毒，感染症，発がん性，アレル

ギー，そして栄養不良まで，健康を脅かすさまざまなリスクがある。これらリスクを引き起こす可能性のある食品中の物質または食品の状態をハザードという。リスクとハザードとは区別して考えるべきである。

ハザードとしては以下のものが典型である。微生物（細菌，ウイルス），プリオン，寄生虫，自然毒（キノコ毒，魚毒，貝毒），化学物質（添加物，農薬，環境ホルモン），重金属，異物，アレルギー物質，放射性物質，そして腐敗，酵素作用，油脂変敗などである。

リスクの発生とその程度は，次の要素に左右される。第1にハザードの存在（①），第2にハザードに汚染された食べ物をどのぐらい摂取したかという暴露量（②），第3にどの程度のハザードで健康被害が起こるかの感受性（③）である。最終的な発生リスクの程度は各要素が積み重なって決まる。それぞれへの対処のためのアプローチをどのように組み合わせるかが，リスク対策の有効性を左右する。

そもそもハザードを世の中からなくすことができれば，リスクが発生することはない（①）。しかし，もちろんそれは技術的にも経済的にも不可能であるから，現実的には食品がハザードにさらされる可能性をできるだけ低くすることが決定的に重要になる（②）。

食品事業者は製造，流通，保管などの現場を清浄にするとともに，温度管理に留意することで，ハザードの混入，増殖が起こらないようにする。それが消費者のハザードへの暴露量を効果的に低くするための対策上のポイントである。食品内に混入してしまったハザードを取り除くには相当なコストがかかるから，食品加工工程での前処理段階で安全・衛生管理を徹底させるべきである。

ハザードによっては，消費者の注意深い食材の選別，調理活動がリスクを未然に防止する上で有効なことがある。たとえば，病原微生物汚染の拡大を防ぐには，消費者の適正な保存処理が決定的に重要になってくる。しかし食の外部化の進展によって，加工食品や調理済み食品を利用することが増えており，消費者が自ら食材を吟味することが不可能な場

合も多い。そのために食品事業者の責任はますます重大になってきている。

なお、食品のリスクでは、感受性をコントロールしてリスクを制御することは難しい（③）。感染症の中には予防接種でコントロールできるものもあるが、食品リスクでは適用可能ではない。ただし感受性に注目することは重要で、乳幼児や高齢者、また体力や免疫力が低下した人など、感受性の程度に応じて集中的に注意を喚起することで重大なリスクを回避できる。

リスクとは不確実性そのものと言ってもよいが、この不確実性への認識のあり方や程度が、どのリスクを重要視するかについての消費者の最終的な判断を大きく左右することになる。各種アンケート結果で指摘されるのは、残留農薬、食品添加物、BSE（牛海綿状脳症）、食中毒、遺伝子組換え食品などである[1]。

どのハザードが重視されるかは、人々のリスクの見方、すなわち「フレーミング framing（枠取り）」に大きく左右される。フレーミングはその人のこれまでの経験や情報量によって大きく変化する。また関心のあるハザードの暴露量の予想も人によって大きく異なる。適切な製造や流通が行われるかどうかがハザードの汚染度にとって決定的であることは言うまでもない。安全行政の規制や監視の有効性、食品事業者の技術や規範の実効性への信頼が人々の予想に大きく影響する。

---

1) たとえば食品安全委員会の委託調査による2,000名へのインターネットアンケート結果によると、アンケートの回答者で半数以上の消費者が食品に関して不安に感じると答えた事項は、残留農薬、食品添加物、BSE、食中毒、遺伝子組換え食品であった。

3. 安全衛生管理の課題

(1) 食料消費の変化と安全対策

　食中毒は重大な食品のリスクの一つである。戦後の食中毒の推移を図1-1に示す。1950年頃の食中毒による死者数は年間300～400人だったが、その後は激減して、現在では通常の年ではほぼ数名程度になっている。一方、患者数は一時期年間5万人近くになったけれども、近年ではほぼ2～3万人程度で推移している[2]。

　この期間にわが国の食料消費は大きく変化した。戦後のベビーブームを経て1960年には9,430万人になっていたわが国の人口は、その後も10年ごとに1,000万人以上増加し続け、ほぼ人口成長が止まった2005年には1億2,780万人となった。約半世紀間に35％以上純増したことになる。人口は大幅に増える中、1日1人当たりの摂取カロリーは同期間に2,290kcalから2,570kcalへ上昇した。このデータを基にして、平均して1日当たりで国民全員が摂取する熱量（1人当たりカロリー摂取量×人口）を計算してみると、1960年には216兆カロリーだったのだが、2005年には328兆カロリーへと1.5倍に増えた。非常に大量の食料を消費するようになったのである。

　1960年代から80年代にかけて、経済が急成長し産業構造も大きく変化した。大都市に人口が集中するようになり、農産物や食品の生産・流通・消費のあり方が大きく変わった。都市近郊から農業は撤退して、農産物も畜産物も遠隔地に産地が形成されるようになる。

　その後、国民はますます豊かになり、都市ではさらに贅沢で多様な食事をするようになっていく。それが可能となったのは率直に言って海外からの農水産物のお蔭である。背景には、1980年代から90年代にかけ

---

[2] 1996年からは食中毒患者1名でも保健所へ報告するように制度が変わったのだが、それでもその後の患者総数は漸減している。

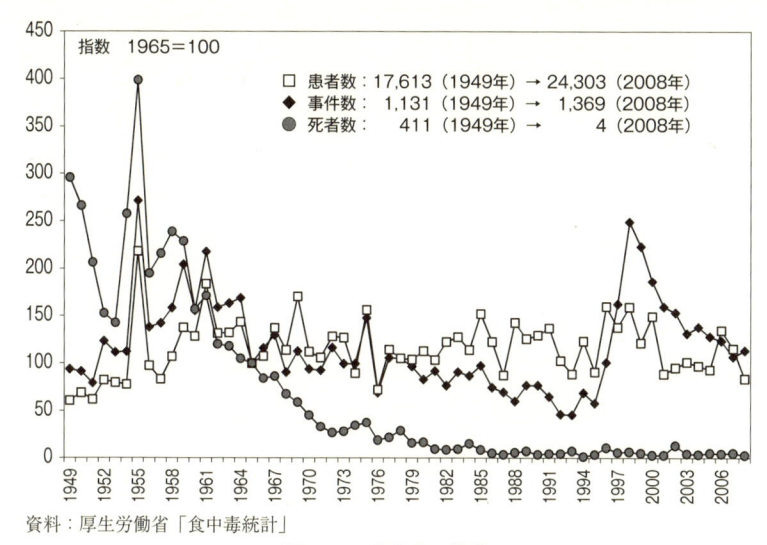

```
450
指数　1965＝100
□ 患者数：17,613（1949年）→ 24,303（2008年）
◆ 事件数： 1,131（1949年）→  1,369（2008年）
● 死者数：  411（1949年）→      4（2008年）
```

資料：厚生労働省「食中毒統計」

図1-1　食中毒の推移

ての円高と貿易自由化に後押しされた輸入農産物の急増がある。ただし食料自給率は大きく低下することになった。

　このような過程を経て，わが国の食は，国内，海外を問わず遠くから運ばれてきた多くの農畜水産物によって支えられることになる。その結果，いわゆる「農と食の距離」が拡大した。

　食事スタイルは，食の外部化が進み質的な変化をとげた。家庭での調理の程度も頻度も減った。「家計調査」（総務省）で2人以上世帯員のいる世帯の食料消費を観察すると，穀類と生鮮品の支出割合が1965年には55％であったのが，2005年には40％にまで減少している。その分増えたのは加工食品と外食である。今やレトルトや冷凍食品，惣菜や弁当などがごく当たり前のように利用されるようになり，それらが家庭での調理を補完している。

　このような食のスタイルは，フードチェーン（食料の生産から消費ま

での過程）の途中での様々な食品事業者による分業によって支えられている。その分業は「加工」（原料処理・半加工・製品製造）のビジネスネットワークの発展と，近代的な冷凍冷蔵技術や輸送体系の整備によって実現している。

食品の向かう先は量販店や外食チェーン店である。経済産業省「商業統計調査」によれば，2007年の飲食料品の小売販売額においてスーパーやコンビニエンスストアなどを通じた販売は全体の61.7％に及んでいる。そこでは大量生産・加工・流通・販売が基本であり，規模の経済がそれらのシステムを支えていて，より安い食品の供給を実現している。

近年は経済のデフレ化もあって，さらに安いコストで安定して大量製造しなければならないから，たとえ地方の企業であっても地元の国産品は利用せずに輸入原材料に頼っている。利用する原材料は人件費の安い海外ですでに下処理されている場合も多い。とりわけ手間のかかる原材料処理については，もともと原料が日本にあっても海外の加工拠点へわざわざ輸出することすらある。

加工処理をする場所は安全衛生管理上の重要管理点である。たとえば，原材料の切断，加熱・冷却などを行う時・場所が食品の危害要因（ハザード）に最も汚染されやすい。先ほど指摘したように加工地点はますます海外へシフトしている。また加工作業が分業化されて，複数の業者が関わることも多い。このような状況では，適切な管理・監視を行うために相当な工夫が必要となる。

(2) 広がるフードチェーンのすそ野

大量生産・販売では，同じ商品が販売対象となる消費者の数は膨大となり，その地理的範囲も広大となる。フードチェーンの距離が伸びると，それに伴ってどうしても「すそ野」が広がる。このことは食品の安全管理に困難な課題をつきつけることになる。

すそ野が広がったフードチェーンでは,川上のどこかで危害が混入すると,潜在的にリスクに曝される可能性のある消費者の数が相当多くなってしまう。2007年に起きた牛ミンチ肉偽装事件で行政が調査を実施してみたところ,日本全国にわたって想像以上の数多くの取引業者と消費者が巻き込まれていたことが明らかになった。問題となった劣悪な肉は417トンだったのが,それが原料として使われて最終的に9,838トンの製品となり全国の一般消費者や学校給食に売られた。取引業者は延べ358社におよんだ。

一方,国内の農産物の産地は遠隔化,大型化していて,大量の生産物を全国様々なところへ販売している。もしも残留農薬が発見された場合,回収の対象は相当広域に及ぶだろう。

距離が長くすそ野が広い現代のフードシステムが一般的になって,食品事業者は,過去と比べると相当に慎重な安全対策が求められる。用意しなければならない対策とは,製造現場の安全衛生管理,原材料の品質管理と検査,製品販売後のトレーサビリティ,もしもの場合の回収体制である。事業者は厳しい競争をしていて,常に新製品を生み出すことが求められている。そのためには,新しい原材料を新しい国から調達すること,新しい添加物等を使用すること,特別な温度管理・保存技術を適用することなど,克服しなければならないことが多い。安全衛生管理の体制や技術も常に改善していく必要がある。

大企業の多くは先進的な取り組みを積極的に進めているが,小規模事業者は同じレベルにはない。食品製造業は小規模事業者が多いので[3],概して取り組みが遅れがちである。事業者の技術力や資金力に規模間で大きな格差がある。食品安全性を高めるために,小規模事業者の衛生管

---

3) 事業所数でみて,2006年の小規模事業者(従業員19人以下)の占める割合は75%,一方で大企業(同300人以上)の割合は0.9%であった。小規模事業者の販売額は相対的に限られている。小規模事業者の占める割合は9.6%,大企業は21.9%である。同じような構造は流通業者でも観察される。

理水準を引き上げなければならない。販売金額の観点からすると小規模事業者の影響は限られるように見えるが，広域のフードチェーンを通じて製品を販売するから決して見過ごすことはできない。しかも全国いたるところに広く存在しているためにモニタリングは難しいのである。

安全管理のしやすさを考えると地産地消が望ましい。距離は短くすそ野は狭いから，リスクは限定される。したがって大量生産・販売で求められる大掛かりな安全・安心システムは用意しなくてもよい。しかしリスクに曝される人の数が少ないだけで，問題の発生する確率が大きく変わるわけではない。直売所でももちろん基本的な安全管理は必要である。

4. 食品安全政策と食品表示制度

(1) 食品安全政策の確立[4]

わが国の食品安全行政の出発点は，終戦直後の食料不足を背景に横行した「まがいもの（偽和）」への対策である[5]。戦後の食品安全問題は悪質な不正行為に端を発している。最近も偽装事件が目につく。経済的背景は大いに異なっているが，歴史は繰り返されるのである。これについては後の節で述べることにする。

1947年に食品衛生法が制定されて，加工食品の食品管理制度が法的に整備された。先に述べたように加工ポイントが食品衛生管理上重要なのである。同法は，規格基準の設定（食品，添加物，器具，容器包装，表示，施設，管理運営），許可・監視・検査（食品関係営業施設，輸入食品検疫），行政処分・罰則の枠組みを定めて，消費者が食品等に由来するリスクにさらされないための事前的かつ事後的な対策を法的に定め

---

4) 詳しくは中嶋康博『食の安全と安心の経済学』コープ出版，2004年参照。
5) 世界の食品偽装の実態については，ビー・ウィルソン『食品偽装の歴史』白水社，2009年を参照。

ている。

　食品衛生法は品質の改善と取引の公正化を規制で進めたが，1950年に制定された農林物資規格法（JAS規格法）は経済的インセンティブを与えることでそれを推し進めた。すなわちJAS規格による格付に合格したものは「JASマーク」で区別できるようにして，高品質な食品が適正に販売できるようにしたのである。消費者は安全で品質の高い食品を表示によって識別できるようになった。同法は1970年に「農林物資の規格化及び品質表示の適正化に関する法律」へと改正されて，JAS制度を維持するとともに，幅広く食品表示のルールを定める法律になった。安全対策と表示制度は，適切な食品を提供していくための車の両輪となっている[6]。

　その後，未熟な食品製造技術が原因となり，病原性細菌による食中毒事件や，化学物質が食品中に混入する大規模な食品事故などが何度か繰り返された。数多くの尊い犠牲の上に，食品安全・衛生管理のシステムが改善されていくことになる。

　先に述べた食品マーケットをめぐる状況の変化を背景に，1995年の食品衛生法の大改正が行われて，食品安全行政は大きく変化した。具体的内容としては，①食品添加物規制の見直し，②残留農薬基準の策定，③総合衛生管理製造過程（HACCP）の承認制度の導入，④輸入手続きの迅速化，⑤公的検査機関における適正試験所規範（GLP）に基づく管理業務基準の導入，⑥飲食店営業許可の規制緩和，⑦食品衛生管理の

---

6) JAS規格については，1993年に特定JAS制度が創設されて，これまでの製品規格ではなく，高品質で製品差別的な商品を製造するための特別な製法の規格を定める道を開いた。ハム，ソーセージ，そうめんで規格が制定されたが，これらの商品以外に適用は広がっていない。その後，特定JAS制度は新たな方向に展開することになり，同制度の中に有機農産物JAS規格（2000年），生産情報公表JAS規格（2004年）が定められることになった。前者は有機農法の手法，後者は生産情報生成の手法についての規格となっている。これらの規格に適合する製品には，それぞれのJASマークを貼付することができる。

地方分権化, ⑧栄養成分表示の適正化などである。それらは, 食品の安全性問題の複雑多様化, 輸入食品の著しい増加, 国民の栄養摂取状態の変化, 規制緩和の社会的要請, WTO協定締結後の規制の国際的整合化への要請に応えるものであった。この改正によって食品安全行政の90年体制ともいえる枠組みをつくりあげた。

21世紀に入り, 食品安全行政はさらに再編成された。そのきっかけは2001年9月に国内でBSE感染牛が発見されたことである。この問題で人々は, 農業現場で深刻なハザードが見逃されていたことに気づいた。それまでの食品安全行政は, 加工食品の生産と販売における安全衛生対策にとどまっていた。フードチェーンの川上部門での安全管理は, 農薬取締法や家畜伝染病予防法などの個別法で対応されていて, かつてそこには消費者の健康保護という観点が乏しかったのである。

食品安全行政の不備が明らかになり, 2003年に食品安全基本法の制定, それに合わせた食品衛生法の改正, それに先立つJAS法の改正, 牛肉のトレーサビリティ法制定など一連の法整備が進められた。食品安全行政は食品安全基本法を中心に体系化されることになった。

食品安全基本法によって定められた枠組みは, ①国民の健康の保護が最も重要であるという基本認識, ②食品供給工程の各段階における適切な措置, ③国際的動向・国民の意見・科学的知見に基づいた国民の健康への悪影響の未然防止措置, ④国・地方公共団体・食品事業者の責務と消費者の役割の明確化, ⑤リスク分析に基づく施策策定の基本的な方針, ⑥緊急事態への対処, ⑦新たな食品安全委員会設立である。

新たな食品安全行政における第1の特徴は国民の健康の保護を第一とした予防型の（未然防止）措置を基本にしたこと, 第2の特徴はフードチェーンでの管理を明確にしたこと, 第3の特徴はリスク分析という考えを導入したこと, そして第4の特徴は食品事業者による自主管理を求めたことである。

すなわち，科学的で包括的な安全対策を食品事業者自らが先手をうちながら積極的に行っていくシステムを構築しようとしているのである。かつては行政による安全のスタンダードが決められていて，それを守ってさえいればよかった。しかし今ではグローバルな厳しい競争を勝ち抜くためにも新しい技術が次々に開発されていて，行政がすべてを把握することは困難である。今や行政の定めに従っていてもすべてのリスクから逃れられるわけではない。品質管理のためのマネジメントシステムの考えに基づきながら，攻めの衛生管理や安全管理が求められている。そのような原則はフードチェーンのあらゆる分野に適応されていくことになる。

(2) 食品表示制度の展開

食品表示制度は，1970年にJAS制度の改正が行われて，品質表示基準制度が導入された。品質表示基準は，生鮮食品を対象とした生鮮食品品質表示基準と，容器包装に収められた加工食品を対象とした加工食品品質表示基準，および遺伝子組換え食品に関する品質表示基準からなる。生鮮食品については名称や原産地，加工食品については名称，原材料名，内容量，賞味期限または消費期限，保存方法，製造者の氏名及び住所等を表示することが義務付けられている。

これら品質表示基準はあらゆる食品の表示基準を水平的に定めるものであるが，しかし品目によっては特殊な取り扱いをしなければならないものがある。そこで生鮮食品品質表示基準を補うように個別の生鮮食品に関する品質表示基準として，「玄米及び精米品質表示基準」他に2つの品質表示基準が定められている。また，加工食品品質表示基準を補うように，46品目の個別の品質表示基準が定められている。

加工食品品質表示基準が拡張されて2004年から原材料原産地の表示が行われることになり，現在では20品目群＋4品目について表示が義務づけられている。なおこれまで，JASによる表示は消費者への情報

提供を目的としていたが, 2008年4月から業者間取引における表示基準が制定された。これは偽装表示の多発を受けての規制の強化である。

2009年5月に,「食品の表示に関する共同会議」（厚生労働省薬事・食品衛生審議会食品衛生分科会表示部会食品表示調査会及び農林水産省農林物資規格調査会表示小委員会の共同開催）は『消費者と食品事業者との情報共有による信頼関係の構築を目指して―原料原産地などの情報開示の制度化に向けて―』を公表して,「消費者の原料原産地情報への要請に応えて, 販売方法の多様化, 情報伝達技術の高度化等を踏まえ, 包装への表示のみならず多様な情報伝達手法も視野に入れた消費者への情報提供の充実を図る制度設計の方向性」を示すことになった。

これを受けて, 2009年6月「食品企業の商品情報の開示のあり方検討会」が発足して, 以下のことを検討することになった。

① インターネット等を活用した加工食品の原料原産地情報などの開示のあり方（開示すべき情報の内容及び開示手法, 情報開示を促進する仕組み等）
② 販売方法（インターネット販売, カタログ販売, ネットスーパー等）の多様化に対応した食品に関する情報開示のあり方（開示すべき情報の内容及び開示手法等）

ここでの検討の成果を受けて, 情報開示の指針の策定, 開示ガイドラインの作成, 情報提供ツールの作成・普及などが進められるだろう。ただし, 一部の企業ではすでに相当進んだ取り組みが行われている。まさに日進月歩の進歩をみせている情報技術の現実からすると, このことに関する政策・制度の整備は急を要するであろう。また新制度が発足しても常に見直して, 制度そのものは進歩させていかなければならない。

5. トレーサビリティの必要性

(1) トレーサビリティの原則

　消費者の表示への期待はますます高まっているが，そこで求められている機能を補完するのがトレーサビリティである。トレーサビリティとは，「生産，加工及び流通の特定の一つまたは複数の段階を通じて，食品の移動を把握できること」と定義されている。情報技術の進歩でトレーサビリティは年々身近なものとなり，徐々にではあるが欠かせない制度になりつつある。

　食品事故が発生した際に，①商品を特定した迅速な回収，②問題の発生箇所の速やかな特定，③安全な他の流通ルートを確保しての，安定的供給の継続への対策など，事故への事後的な対策が必要となる。トレーサビリティはこれら事後的な対策をより効果的に機能させるための社会的装置である。

　前述したように，すそ野が広がったフードチェーンでは，川上のどこかで危害が混入すると，潜在的にリスクに曝される可能性のある消費者の数が相当多くなってしまう。距離が長くすそ野が広い現代のフードチェーンでは，食品事業者は，過去と比べると相当に慎重な安全対策を用意しなければならないのである。そしてこのフードチェーンの頂点にある農業もリスクの程度に応じてではあるが，他の食品事業者と同様に安全衛生管理のルールを遵守しなければならない。

　生産・製造・流通の現場では，より高度な衛生管理を実行することで，事故発生の確率を下げ，重篤な被害が起こらないように努力している。管理技術は改善され続けており，被害の程度も確率も着実に低下してきている。しかし完璧な衛生管理は不可能であるから，何らかの理由で事故が起きてしまうことがある。それへの事後的な対策を用意しておかなければならない。食品事故が発生した際にとるべき3つの安全措置，すなわち，回収，問題箇所の特定，代替供給の確保において，ト

レーサビリティは大事な役割を果たすと期待されている。

　迅速かつ正確にターゲットとなる商品を追跡できることが第1のポイントである。大量生産・販売が一般的になっているために，手をこまねいていると，瞬く間に日本全国で問題の商品が消費されてしまうかもしれないからである。日々進歩している情報技術をいかにトレーサビリティ・システムに取り込み，関係者が使いこなせるようにするかが，成果を左右する。重大な健康被害を引き起こすおそれのある食品の場合には，ユビキタス技術を利用して，フードチェーンの途中にある流通在庫だけでなく，家庭で購入されて在庫されているものの回収にも取り組む必要がでてくるだろう。

(2)　トレーサビリティ・ガイドライン

　2003年に農林水産省は，食品のトレーサビリティ・システムのフレームワークと構築の手順を定めたガイドラインを作成し，それを基に改定された最新版の食品トレーサビリティ・ガイドラインが公表されている（以下，「ガイドライン」）。

　「ガイドライン」は，トレーサビリティを社会的に普及していくことの意義を，安全対策も含めて以下のようにまとめている。

　①食品の安全確保への寄与：原因の探索，食品と仕向け先の特定，長期的なリスク管理手法の発展，事業者責任の明確化

　②情報の信頼性の向上と取引の公正化：経路の透明化，積極的な情報提供，正確な表示

　③業務の効率性の向上：在庫管理や品質管理の効率化

　「ガイドライン」では，食品（製品および原料）の識別と対応づけは，トレーサビリティを確保する基本であり，トレーサビリティ・システムを構築するときに，以下の9つの原則を満たすことが必要であるとされている。

　識別単位の定義（原則1），識別記号のルール（原則2），分別管理

(原則 3),一歩川上への遡及可能性の確保(原則 4),内部トレーサビリティの確保(原則 5),一歩川下への追跡可能性の確保(原則 6),識別記号の添付方法(原則 7),情報の記録・伝達媒体(原則 8),手順の確立(原則 9)

トレーサビリティの制度設計上の課題は,この識別と対応づけによって定まるロットの設定にある。たとえば,現在法律でトレーサビリティの導入が義務づけられている牛肉と米とでは,ロット管理のあり方が大きく異なる。すべての肉牛は法律で管理・限定されたと畜場でしか処理されないというフードチェーン上のボトルネックがある。地理的にも事業所としても限定されたと畜場で個体識別できるので,と畜場がトレーサビリティの起点となって,まずそこでロットを正確に定めることができる。ただしそれより川下のフードチェーンでは,他の個体の牛肉が混入していくことは避けられない。

一方,米は特別な措置をとらない限り,生産・加工・流通のどの段階でも容易に混ざりあってしまう。これまでは,収穫直後の段階で農家の米はすべて混ぜ合わされてきた。その場合,トレーサビリティの起点はライスセンターとなり,個々の農家や圃場へさかのぼることはできない。また米は,牛肉以上に流通途中で複数の銘柄をブレンドすることがよく行われるために,ロットの形成,統合,分割が甚だしい。トレーサビリティにおける識別と対応づけについて,技術的・制度的に克服すべき課題は数多く残されている。

「ガイドライン」では,隣り合う事業者それぞれが,特に原則 4～6 を遵守するならば,チェーントレーサビリティが確保できると期待している。

大がかりなシステムを組んでいる牛トレーサビリティであるが,それでも機能は限定されたものである。コンピュータとインターネットを利用したシステムは生産段階で構築されているだけで,流通段階ではこれまでと同様の商慣行に基づく取引の中で個体識別番号を次の流通段階へ

引き渡している。流通段階のどのポイントからも個体識別番号を手掛かりに生産段階へさかのぼってトレーサビリティを即時に確認できるが，しかしある個体識別番号をもった牛肉が，現在，流通段階のどこに存在しているかをすぐに調べることはできない。

もちろん生産段階で行ったように，情報技術を活用して，流通段階でも取引ごとにその内容をコンピュータ上に登録していくことは技術的にはできるかもしれない。ただし実行するとなると膨大な数のデータを日々ネットワーク上でやりとりしなければならない。その業務を遂行するためには，今のところ多くの手間と時間と実費用が必要であり，しかもネットワークシステムに多大な負荷を与える。

しかし，もし情報技術に革新的進歩があったならば手間やコストは大幅に削減されて，ネットワークへの負荷も大きく引き下げられるかもしれない。その場合に電子的に識別するための統一コードが制度的に確立されなければならない。

より高いレベルの食の安全と安心を目指すには，チェーントレーサビリティの確立が求められる。ただし費用対効果の観点からして，すべての農産物や食品で構築すべきかどうかは疑問である。リスクのレベルを考慮して，行政資源を集中させる品目を定めるべきであろう。牛トレーサビリティが早くから導入されたのは，BSEのリスクがあるからである。

(3) チェーントレーサビリティへの期待

チェーントレーサビリティは，フードチェーンの各段階での事業者の取り組みが積み重なって実現する。もちろん補助金で誘導する必要もあるだろうが，そもそも自主的に取り組むモチベーションがなければ普及はままならない。「ガイドライン」では，事業者にとってのトレーサビリティの効果を以下のようにまとめている。

①原因究明や撤去・回収の迅速化，健康や社会への影響を減少，損

失の削減；②誤認表示・情報提供の排除；③クレームなど問い合わせへの対応；④信頼の確保と取引関係の維持；⑤製品ブランドの維持；⑥安全管理，仕入・製造・販売管理，在庫管理などの既存システムの効率性改善と従業員の意識向上；⑦生産・製造・保存等の技術の向上

一方で農産品のブランド化のために，積極的に産地や生産者を特定する農業ビジネスも盛んになってきた。また加工食品では原材料が製品の品質を大きく左右することが多く，そのために原料原産地の情報が売り上げに決定的な要素となる場合もある。これらのことが背景にあって，原料原産地を積極的に開示するため，契約取引をベースにして独自のチェーントレーサビリティを自主的に構築しようとする動きが広がっている。

大手量販店，生協，外食チェーンが独自のトレーサビリティを導入している。その取り組みは，生産履歴情報の提供にとどまることが多かった。それは牛トレーサビリティ制度をプロトタイプにしているからであろう。実は，牛トレーサビリティは実質的に生産履歴情報の伝達に止まっている。また米トレーサビリティ法の産地情報伝達機能も，実質的に生産履歴情報の提供を目的としている。

特別な仕様で生産された農産物ならば割り増しの価格で販売できる可能性があるので，コストが掛かっても特別な流通を築いて生産履歴情報を伝達する意味がある。一方で一般的な市場品については，分別流通が難しくてよりコストが掛かるのに，価格プレミアムは全く見込めない。したがって民間ベースだけにまかせていては，市場全体でのチェーントレーサビリティの普及は望めず，トレーサビリティは産直でしか成立しないかもしれない。

トレーサビリティは偽装問題対策としての意味合いが強まるかもしれない。米トレーサビリティ法制定はそもそも偽装問題等への対策のためであった。また牛トレーサビリティでは，サンプルのDNA鑑定による

偽装の抑止が重要な機能の一つとなりつつある。結果的に潜在的な産地等の偽装が問題視されていた米と牛肉でトレーサビリティ制度が準備されたことになる。

6. 回収措置における課題

事後の回収措置は，消費者を守る最後の防波堤である。どんなに慎重に安全・衛生管理していても，不良品・事故品をゼロにすることはできない。何人もの健康被害が懸念されるものについては迅速に回収しなければならない。しかし食品をどのように回収するかについては，衛生管理や出荷前検査に比べてみると，制度的にみて必ずしも明確にされていない部分がある。

加工食品の回収では，ロット情報，原産地・添加物情報を手掛かりに，流通在庫回収と消費者への通報・警告を通じた回収が行われる。卸売業者，小売業者等での流通在庫の回収では，トレーサビリティが有効に機能する。なお最近では量販店のポイントカード等の普及によって，どの消費者が購入したか追跡することが可能になっている。生協では事故品の回収や注意喚起をするために組合員に連絡をとる体制がすでに構築されている。

図1-2は，㈱農林水産消費安全技術センターが調査した自主回収件数の推移である。2003年度が159件，2004年度が225件，2005年度が301件，2006年度が352件，2007年度が839件，2008年度が774件であった。徐々に件数が増えており，2007年度からはその前年の2倍以上に増えた。なお回収が特別の月に集中するような傾向は観察されていない。

このように回収が急増した背景には，後で述べる食品偽装が社会問題化したために，事業者が過度に反応したことがある。

2003年から2008年の自主回収の累計数は2,949件だったが，理由の

資料：㈳農林水産消費安全技術センター

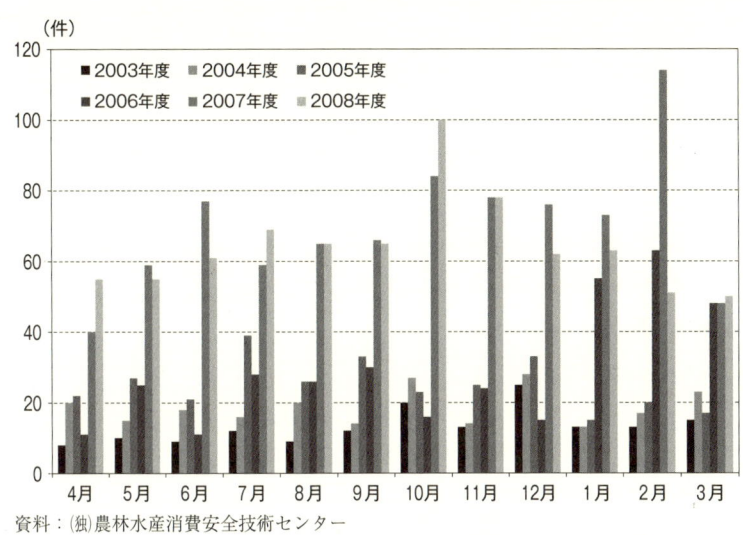

図1-2　食品自主回収件数の推移

　内訳をみると，表示不適切が1,175件（44％），規格・基準不適合が403件（15％），品質不良が365件（14％），異物混入が294件（11％），容器・包装不良が82件（3％），その他が330件（13％）であった。この6年間で回収事例の多い分野は，菓子類（717件），調理食品（392件），加工魚介類（187件），めん・パン類（147件），飲料（136件）であった。

　㈶食品産業センターによる企業アンケートの結果[7]によれば，食品の回収状況は以下の通りである。

- 過去3年間に製品回収（法令等による命令回収を含む，以下同じ）を「実施した」企業は55％

---

7) 内閣府国民生活審議会消費者政策部会「消費者安全に関する検討委員会」（第4回，2008年11月26日開催）に提出された「食品に関する自主リコールの現状と取組について」（農林水産省資料）で引用された。

- 製品回収の理由は,「JAS法や食品衛生法等の法令に違反」(51％),「健康危害のおそれ」(46％),「消費者の信頼確保」(39％),「流通からの要請」(15％)等
- 健康危害の予想としては,「『通常は危害発生の可能性がない』と考えられた(が,回収した)」が78％で最多
- 過去3年間で社告を実施した企業は34％。社告を実施せずに製品の自主回収を行った場合の告知手段は,「自社ホームページ」(86％)や「自治体ホームページ」(46％),「プレス発表」(25％),「販売店での掲示」(18％)等

アンケート対象企業の回収頻度は一般よりもかなり高いが,回収理由や内容についてはある程度の代表性をもっていると思われる。

同資料には,食品メーカーからのヒアリングをもとに,自主回収に関わる食品メーカーの課題をとりまとめている。そこでは「食品事故等のトラブルについて(中略)公表した場合には,健康危害の可能性にかかわらず,回収を求められ,回収を実施すると健康危害の可能性ありと受け止められる傾向が強い」という懸念を示しながら,「個別対応で解決されるべき事案であっても,事後に報道に取り上げられると社会的な反響が大きくなることをおそれて,公表・回収も過剰な対応とならざるを得ない」,「健康危害について,科学的観点からの安全性確保と消費者の安心との間に大きなギャップがあり,自主回収についての判断にあたっては過剰な対応となる」など,食品製造業者は回収措置に敏感になっているという意見が示されている。中小規模の製造業者であっても相当な数の製品を生産・販売しており,その社会的責任は重い。

しかし「同程度の食品事故であっても,食品の種類によって業界の対応や消費者等の受け止め方が大きく異なり,一律の対応ができない」ということから回収のために一定の基準が必要だという意見も示されている。案として示されているのは次の通りである。

① 健康危害が発生する可能性が高い場合には「回収」

②健康危害の発生のおそれはないが，消費者の商品選択にあたり誤った情報を流してしまった場合には「交換」

③商品には問題がないが，法令に違反する場合には「告知」

しかしながら「自主回収・公表は企業の経営方針・戦略等の判断に関わることから，必ずしも一律の基準に従えない場合もある」ということで基準作りの難しさもあわせて指摘している。

㈶食品産業センターは業界団体として，1995年に「食品メーカーの『消費者対応マニュアル作成』のための手引き書」，2000年に「食品事故への対応について」を作成し，2005年2月には両者をベースにして「食品企業のお客様・事故対応マニュアル作成のための手引き」をとりまとめた。2009年1月にはさらに改訂している。製品回収にあたっては，事故の内容と保健所の指導等に基づいて判断することとし，①保健所の指示・指導があるケースでは指示等に従った回収計画を作成するとともに製造ラインを確認する，②保健所の指示・指導がないケースでは，事故の事実確認内容から，健康危害のレベルと事故拡大の可能性の観点から回収の要否を判断する，としている。

なお回収制度に関連して他省庁で検討されている内容と動きは以下の通りである。経済産業省は消費生活用製品安全法の改正を受けて2007年11月に「消費生活用製品のリコールハンドブック2007」を策定・公表している。内閣府国民生活局は「食品・製品等のリコールに関する分野横断的指針についての調査研究報告書」（2008年6月）を公表，同国民生活審議会消費者政策部会「消費者安全に関する検討委員会」はその委員会報告書の中で「リコール促進の取組の強化」を謳っている。内閣府では，製品，食品，施設・設備の各分野に共通する指針を目指した「リコール促進の共通指針」を作成して検討を進めている。

7. 食品偽装事件と食の信頼回復

(1) 食品事業者のコンプライアンス問題

　直接の健康被害はでなかったものの，以下の通り 2007 年以降に，食の信頼を揺るがす事件が立て続けに起こった。

2007 年 1 月	大手洋菓子業者による賞味期限改ざん
2007 年 6 月	北海道食肉加工業者による牛ミンチ偽装等
2007 年 8 月	北海道菓子業者による賞味期限改ざん
2007 年 10 月	三重県和菓子業者による賞味期限改ざん等
2007 年 10 月	愛知県食肉加工業者によるブランド畜肉偽装
2007 年 10 月	秋田県食肉加工業者によるブランド畜肉偽装
2007 年 11 月	有名老舗料亭による産地偽装等
2008 年 6 月	岐阜県食肉加工業者によるブランド畜肉偽装
2008 年 6 月	大阪府水産物販売業者による産地偽装
2008 年 6 月	兵庫県・徳島県水産物卸売業者によるうなぎ産地偽装
2008 年 9 月	事故米不正転売事件
2008 年 12 月	愛知県農産物販売業者によるたけのこ産地偽装

　これらの事件は，ほとんどのものが JAS 法に違反した食品偽装事件である。

　これだけの偽装事件が発覚し，事件によっては何度も大きく報道された結果，消費者は BSE 問題以来の食への不信感を抱くようになった。

　図 1-3 は農林水産省が設けた「食品表示 110 番」への問い合わせおよび疑義情報の提供数の推移である。「食品表示 110 番」は BSE 患畜発見直後に起こった牛肉偽装事件などを受けて，2002 年 2 月に食品表示相談窓口として開設された。2005，2006 年には一時的な変動はあるが，問い合わせ数も疑義情報提供数もおおむね安定していた。ところが 2007 年になり，特に 6 月の牛ミンチ偽装以降，件数が増えることになった。その後も偽装事件が発覚すると再び通報数が増加するという傾

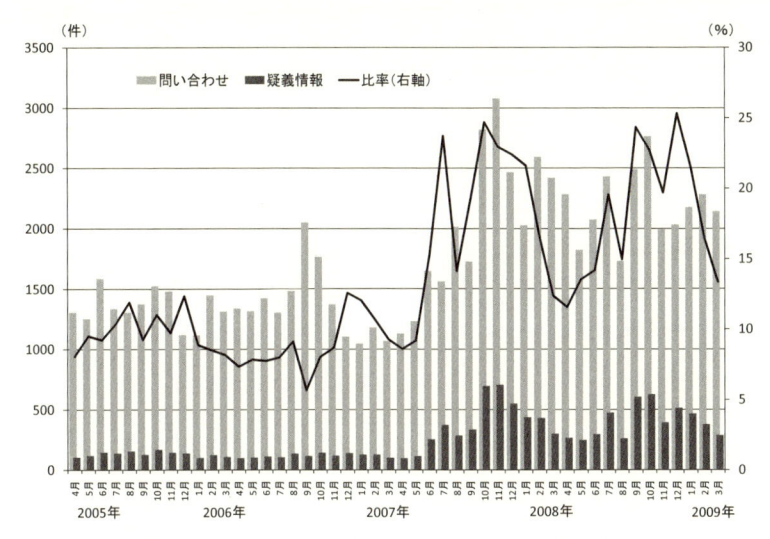

資料：農林水産省
図1-3 食品表示110番への問い合わせと疑義情報提供

向が観察される。

単なる問い合わせだけでなく、疑義情報の割合が一段と増えている。これらの動向の背景には、消費者の食品への不信感の高まりがあると思われる。なお疑義情報の中には内部告発と思われる詳細な情報も含まれるという。

「まがいもの」が横行していた終戦直後がそうであったように、消費者に信頼されない経済は不完全なものとなる。高品質な食品を食べようとした時、騙されているかもしれない心配があるならば、楽しみも半減する。確かなものを手に入れるために購入時に余分な支払いが必要になってしまうかもしれない。取引を行う際に無駄な手間やコストがかかるようならば、期待される市場機能は十分に発揮されないだろう。まず偽装をするような悪質な業者を市場から追い出すための仕組みが必要で

ある。

　90年代には農産物や食品の分野でも様々な規制緩和が行われた。規制緩和は，自由な参入と競争を促して健全な市場機能が発揮されることを目的として行われる。しかしそこには常に，法律に違反してでも利益を得ようとするような競争を誘発してしまう危険がともなう。たとえば2006年から施行された会社法が内部統制システムの構築を求めているように，食品産業においても不正を抑止し健全経営を実現するための機構をあわせて用意しておく必要がある。

　そこで食品事業者のコンプライアンス体制を確立するために，農林水産省は2007年10月に「食の信頼確保・向上対策推進本部」を設置し，2008年3月には「「食品業界の信頼性向上自主行動計画」策定の手引き―5つの基本原則―」を公表した。そして同5月の「21世紀新農政2008」において180団体以上での自主行動計画の策定等を政策目標として明記することになった。なお同手引きで挙げられた5つの基本原則とは以下の通りである。

①消費者基点の明確化
②コンプライアンス意識の確立
③適切な衛生管理・品質管理の基本
④適切な衛生管理・品質管理のための体制整備
⑤情報の収集・伝達・開示等の取り組み

(2) 食の信頼向上の取り組み

　この自主行動計画の策定は，各業界団体を中心とした取り組みであるが，これとは別に個別企業の自主的な取り組みを結集させることによって，消費者の食に対する信頼を向上させる「フード・コミュニケーション・プロジェクト」（以下，FCP）が2008年度から始まっている。この取り組みは，これまでの規制・指導の行政手法と全く異なっている。すなわち，企業が食品安全管理に対して「真面目」に取り組んでいること

を社会的に評価して消費者に伝えていく手段とそのことが経営成果に結びつくようなビジネスモデルの開発をしていくというものである。

同プロジェクトでは，食の信頼向上のために，すべての食品事業者（製造業者，卸売業者，小売業者）が共通して取り組むべき行動のポイントを「協働の着眼点」としてまとめている[8]。それはまず16の大項目が示されて，その下には樹形図のような形で中項目（製造業者49，卸売業者46，小売業者49）→小項目（製造業者121，卸売業者90，小売業者116）の順にポイントが列挙されている。事業者は自身の経営を振り返りながら，項目それぞれに合わせた取り組み内容を点検して実行していくように設計されている。

協働の着眼点における16の大項目は次の通りである。

1. お客様を基点とする企業姿勢の明確化
2. コンプライアンスの徹底
3. 安全かつ適切な食品の提供をするための体制整備
4. 調達における取り組み
5. 製造（保管・流通／調理・加工）における取り組み
6. 販売における取り組み
7. 持続性のある関係のための体制整備
8. 取引先との公正な取引
9. 取引先との情報共有，協働の取り組み
10. お客様とのコミュニケーションのための体制整備
11. お客様からの情報の収集，管理及び対応
12. お客様への情報提供
13. 食育の推進
14. 緊急時を想定した自社体制の整備

---

[8] 約70社の食品事業者の自主的な参加・協力によって作成された。詳しくは，農林水産省消費・安全局表示・規格課監修『食への信頼はこう創る！―フード・コミュニケーション・プロジェクト―』ぎょうせい，2009年を参照のこと。

15. 緊急時の自社と取引先との協力体制の整備
16. 緊急時のお客様とのコミュニケーション体制の整備

　事業者は，自らの経営を振り返りながら高度化を図り，食の安心の取り組みを「見える化」するための手掛かりとして「協働の着眼点」を利用することになる。そして製造業，卸売業者，小売業者それぞれが個別に取り組み，お互いが取引先同士でつながることでフードチェーン全体の食の信頼を高めていくことが期待されるのである。

　今後，この「協働の着眼点」をベースにして，経営内容の改善，消費者とのコミュニケーション手法，取引先との商談会シート，原料・商品の監査項目の標準化，地場産業のチェックシート，企業格付けなどの開発が次々に行われることが期待されている。2010 年 5 月時点で FCP には食品に関連する 557 の企業・団体が参加している。

(3) 自発的な取り組みの重要性

　食品業界において 1990 年代以降進められた規制緩和は，ある面では偽装表示の多発といった負の側面を誘発することになった。その結果，食の信頼は大きく傷つけられた。情報の非対称性の問題を背景とした，まさに悪貨が良貨を駆逐しかねない状況が常に潜んでいることがあらためて明らかになった。安全で良質な食品を得るために，特別の販売先をわざわざ選ばなければならないなど，すでに一部で消費者は余分なコストを支払っている。

　偽装に対しては罰則を強化すべきである。また偽装を見破るための検査や監視の強化が必要である。ただし食品マーケットを発展させていこうとするならば，やみくもに企業行動の規制を再強化することは対策として必ずしも望ましくないだろう。違反する事業者を摘発して市場から退場させると同時に，優良な取り組みをする事業者が評価されてビジネスを発展できる制度を用意することが求められている。グローバル経済

と情報化の時代を迎えて新たな制度とシステムの開発が必要となっている。FCP はその試みの一つである。

　戦後の食品安全対策は，食品衛生法と JAS 法を車の両輪にして進められてきた。これからの食の安全と信頼の回復も，安全管理面での適切な規制と事業者の自発的な創意工夫とのバランスをとりながら進めるべきである。それらの取り組みが，最新の技術の進歩を有効に活用し国際化の進展と調和しながら，豊かな食を築いていくことに期待したい。

第 2 章

韓国におけるフードシステムの安全性確保

李　炳旿

1. はじめに

2008年に韓国農村経済研究院が行った「農業・農村に対する国民意識調査結果」によれば，農食品の購入時に韓国の消費者が最も重要だと考える項目は「安全性（27.7％）」であった。つまり，これは安全性を「品質（味）（26.5％）」，「産地（国産，外国産）（24.5％）」，「価格（19.6％）」よりも重要だと考えているのである（李ヨンソンほか，2008, pp. 69-70）。

このように，消費者の食品安全性への反応が敏感になっているにもかかわらず，大型家畜疾病や食品安全事故は継続的に発生し，消費者の食への不安を増大させている。そしてグローバル時代を迎えた今日において，外国での食品安全事故はすぐさま国内消費にも影響を及ぼすようになった。韓国では，相次ぐ食品安全事故により，自国産の食品に対する消費者の信頼はさほど高くはない。

韓国は WTO，FTA など市場開放の拡大により停滞した農業を活性化させるための突破口として食品産業育成を掲げて模索している。食品産業育成のためには，国産食品に対する安全管理体系を改善し，消費者の信頼を確保することが至急の課題である。

食品安全性，食品産業，消費者，生産者の4つは互いに密接な関係があり，相互に影響を及ぼす。まず，食品安全性の特徴をみると，安全は

健康と直結するので，消費者の関心が高い。そして，この安全への関心が消費者の心理に働きかけて，安心を形成する。多くの場合，安心はマスコミなどのメディアの情報から大きな影響を受ける。ここで，メディアの重要性と責任のある報道体制というメディアの役割が登場することになる。安全性確保のためには，関連した施設やシステムの構築が必要であり，これは莫大な費用が伴う。

食品産業は企業の論理によって利潤追求する。このため，企業は販売量を増加させ，価格を引き上げて販売したり，費用を節減しなければならない。ところが，食品安全性の強化のために必要な費用は食品企業の生産費を増加させ，利潤を減少させる。もちろん，安全性が確保された食品に対し，消費者がより高い価格を支払い，より多く消費することにより，粗収益増加分が費用増加分より大きくなれば問題はない。

しかし，消費者は生産者の安全性確保の強化に随伴する追加費用が価格上昇という形で転嫁される場合，これに対する拒否感が強い。その一方で，消費者は実現可能性と関係なく，常にゼロリスクの食品を求めている。さらに，生産者においても安全性確保の重要性を認識しつつも，追加費用が経営を圧迫するなど負担が大きくなったときには「規制」に反発する。

以上のように，食品安全性の確保は必要な課題であるが，その国の食品産業構造を考慮し，生産者及び消費者の理解と協調を求めながら推進されてこそ，大きな成果を収めることができるといえる。

本章ではこうした認識のもと，韓国のフードシステムにおいて安全性確保のため，どのような体制のもとでどのような政策が実施されているのかについて考察し，問題点を析出するとともに，これをもとに今後の改善方向を提示する。

2. 食品安全事故の発生動向

表2-1に2000年以後,韓国国内で発生した主な家畜疾病及び食品安全事故を示す。食品安全事故は食品安全管理体系のバロメーターであるといえるが,ここに示されていないものも含め,毎年様々な食品安全事故が引っ切り無しに発生している。これは韓国の食品安全管理体系が未成熟な部分を抱えていることを反証するものでもある。また,表2-1より食品安全事故について,以下の7つの特徴が導出できる。

第1に,2000年代に入って大型及び新型家畜疾病が頻発しているということである。口蹄疫は韓国で2000年に66年ぶりに発生し,牛海綿状脳症(Bovine Spongiform Encephalopathy,以下,BSEとする),鳥インフルエンザ,豚インフルエンザ(Swine Influenza)は新型家畜疾病であるため,対応策の実施において困難な部分が多かった。

特に,ウイルス性の家畜疾病は拡散速度が速く,畜産業と国家財政に莫大な損失をもたらした。また,BSE,鳥インフルエンザ,豚インフルエンザなどは人畜共通伝染病であり,国民の不安を増大させる要因になっている。

第2に,市場開放の拡大により,外国産農水畜産物の輸入が大幅に拡大し,輸入農水畜産物に起因する食品安全事故が急増しているということである。なかでも,輸入量の多い中国産の農水畜産物による事故の発生が多い。

第3に,リスク・コミュニケーション(Risk Communication)においてシステムの面で不十分な面があり,食品安全情報を伝達するメディアの影響力が非常に大きいということである。「ごみギョウザ」事件の場合,事件の本質よりもメディア側が使用した「ごみギョウザ」というタイトルが社会的な影響を拡大させた。豚インフルエンザ発生初期も,豚インフルエンザと呼ばれたことで,養豚産業に大きな被害をもたらした。2008年の米国産牛肉の輸入再開とともに拡大した大規模なデモも,

表 2-1 2000 年以降の主要家畜疾病及び食品安全事故の発生の推移

年度	家畜疾病及び食品安全事故
2000	口蹄疫発生
2001	中国産きのこからの農薬検出
2002	口蹄疫発生 豚コレラ発生
2003	鳥インフルエンザ発生 米国でのBSE発生。これにより，米国産牛肉の輸入を中断
2004	鳥インフルエンザ発生 ごみギョウザ事件
2005	中国産キムチの寄生虫事件
2006	鳥インフルエンザ発生 学校給食による集団食中毒発生
2007	鳥インフルエンザ発生 緑茶からの農薬検出
2008	スナック菓子ならびにツナ缶からの異物検出 鳥インフルエンザ発生 米国産牛肉輸入に伴う大規模デモ 中国産粉ミルク使用製品からのメラミン検出
2009	豚インフルエンザによる養豚産業への打撃

資料：ウ・ドンシクほか（2009），李喆熙（2009）

やはり政府のコミュニケーションの努力不足とメディアの非中立的な報道に起因するところが大きい。

　第4に，学校給食や団体給食が普及している一方で，食中毒事故が頻発しているということである。第5に，お菓子や加工食品からの異物検出という事故も発生している。第6に，安全性の基準になる事項がきちんと設定されておらず，食品安全事故の後も混乱を引き起こしているという事態が多くみられるということである。第7に，使用が許可されて

表 2-2　韓国における食品安全事故の特徴

項　目	内　　容
1. 年度別	最近になればなるほど食品安全事故が急増 • 1998～2008 年：年平均 52 件発生 • 1998～2004 年：年平均 37 件発生 • 2005～2008 年：年平均 77 件発生
2. 月別	• 1998～2008 年：月平均 5 件発生 • 9～10 月が最も多い。11～2 月は少ない
3. 食品分類別	肉類（9％），水産食品（9％）で最も多い。次いで，菓子（7％），飲料（6％）の順になっている。
4. 製品別	インスタント食品，肉類，菓子，健康補助食品，茶飲料，肉加工品，乳幼児食，高麗人参製品，ダイエット食品など
5. 危害要素別	• 化学的要素（43％）：残留農薬，食品添加物，重金属，残留抗生物質 • 生物学的要素（22％）：一般細菌，病原性微生物，真菌類 • 物理的要素（17％）：非金属が多い • その他（18％）：不適切な原材料
6. 個別要素別	病原性微生物，残留農薬，非金属の異物，食品添加物，不適切な原材料，重金属，残留抗生物質など
7. 発生段階別	原料段階（64％），製造・加工段階（26％），流通・販売段階（8％），消費段階（0％），不明（2％）

註：1998 年 1 月から 2008 年 10 月にかけて，韓国国内で発生した主な食品安全事故 569 件を分析したものである。
資料：朴キョンジン（2009）

いない農薬や抗生物質，添加剤を使用する事故が発生しているということである。

　一方，朴キョンジン（2009）は 1998 年 1 月から 2008 年 10 月の期間に発生した国内の主な食品安全事故 569 件を分析し，表 2-2 のような結果を得ている。季節別には，夏よりも 9～10 月に発生していることが分かる。そして，肉類と水産食品が食品安全事故の約 5 分の 1 を占めて

いる。

　危害要素別には，化学的要素が多く，次いで生物学的要素の順になっている。そして，これら2つの要因が食品安全事故全体の約3分の2を占めている。物理的要素や不適切な原料の使用に起因する事故が35％にも上っている。発生段階別には，原料段階（64％）と製造・加工段階（26％）に事故が集中している。

　こうした韓国における食品安全事故の特徴から得られる政策的な示唆は以下の通りである。まず，農産物の生産段階におけるGAP普及とともに，食肉処理場の拡大およびHACCP導入が非常に重要である。また，食品安全管理体制でおろそかにされていた「消費者の安心確保」についても，多くの政策が立案・実施されるとともに，そのための努力が必要である。

　特に，リスク・コミュニケーションの機能が大幅に強化されなければならないといえる。そこでは，メディアの役割と協調に対する共感が醸成されるとともに，それが拡散されなければならない。そして，輸入食品の安全管理についても，検疫にのみ依存するのではなく，輸入システムを改善する努力も並行して行われなければならないだろう。さらに，食品工場や流通業者についても社内で自社のシステムによる安全管理への努力，また諸法令の遵守などを含むコンプライアンス（Compliance）の面での対応も徹底させる必要があるといえる。

3. 食品安全管理体制の現状

(1) 食品安全管理体制の構造

　表2-3に食品安全管理における部署別業務分担体制を示す。すべての食品の安全管理は，基本的に保健福祉家族部（食品医薬品安全庁，以下，食薬庁と略す）が食品衛生法に基づいて行っている。この安全管理の内容にはリスク評価，食品の危害判断基準及び管理基準，食品の検

表2-3 韓国の食品安全管理における品目別・段階別業務分担体制

区　分	一次産品		二次産品		流通（輸送・保管など）	消費（飲食店，百貨店などの最終販売段階）
	生　産	輸　入	国内加工	輸　入		
農産食品	農食品部	食　薬　庁				
	危害基準設定：食薬庁					
畜産食品	農　食　品　部				食　薬　庁	
	危害基準（有害物質残留許容基準）設定は食薬庁が農食品部と協議の後に決定					
水産食品	農食品部	（委託）	食　薬　庁			
	・輸入は食品衛生法により委託 ・危害基準設定：食薬庁					
その他	飲用水は環境部，酒類は国税庁（企画財政部），学校給食は教育科学技術部，軍納は国防部が管理する					

註：認証農産物は生産から消費までの全段階を農食品部で管理する。
資料：農食品部（2008）

査，輸入品の検疫，認証・表示，規制などが含まれる。

しかし，農畜水産物，飲用水，酒類，学校給食，軍納の場合，その特殊性を考慮して農林水産食品部（以下，農食品部と略す），環境部，企画財政部（国税庁），教育科学技術部，国防部，公正取引委員会などでそれぞれ管理している。農食品部は農産物と水産物の一次生産段階，畜産品の生産・加工・流通段階を管理している。食品の輸入の際には，病害虫及び疾病感染の可否を明らかにする検疫も農食品部が担当している。ただし，全ての食品の危害基準の設定は食薬庁が担当している。

韓国は多くの先進国が導入しているリスク・アナリシス（Risk Analysis）のシステムをいまだ導入していない。リスク評価機能は一般食品の場合は保健福祉家族部の食薬庁，家畜疾病の場合は農食品部の国

立獣医科学検疫院（以下，獣科院と略す）が担当している。リスク管理は保健福祉家族部，農食品部，自治体が担当している。そして，いまだリスク・コミュニケーションを担当する公式の部署はない。

農産物の栽培から流通以前の段階までの安全管理は農産物品質管理法により，農食品部が担当し，農薬・重金属など残留許容基準の設定及び流通以後の段階の安全管理は食品衛生法により食薬庁及び自治体が担当している。

また，GAP や親環境農産物など認証農産物の安全管理は流通後までは農食品部が担当する。輸入農産物の場合は，農食品部の国立植物検疫院が検疫を行い，安全性検査は食薬庁が担当している。農産物を含む食品原料の産地表示及び GMO 農産物の表示管理は農食品部，加工食品原料の GMO 表示は食薬庁がそれぞれ担当し，レストランの産地表示は農食品部と食薬庁が共同で担当している。

1996 年から生産段階の農産物を対象として，残留農薬，重金属，かび毒素など有害物質に対する安全性の調査が行われている。市場に出荷する際，基準を超える恐れのある農産物は現地で廃棄するか，出荷延期などの措置をとることで市場への流通を遮断している。2006 年からは GAP とトレーサビリティが導入されている。

家畜の飼育から畜産物販売段階までの安全管理は農食品部が担当し，最終消費段階の安全管理は食薬庁と自治体が担当している。畜産物の基準のうち，動物用医薬品，ダイオキシンなどの残留物質の基準は食薬庁長が決定して告示し，加工基準及び成分規格は獣科院で設定し告示される。農食品部では安全な畜産物の生産・供給のためと畜前に全頭検査を行い，抗生剤などの残留物質検査と微生物検査はサンプル検査を行っている。

2003 年から全てのと畜場での HACCP の適用が義務化され，2006 年からは農場から売場までの全段階で自主的に HACCP を導入するように取り組みを推進している。また，2006 年 11 月には「畜産物危害要素

重点管理基準院」を設立し、ここで畜産物作業場及び農場のHACCPの指定と事後管理、コンサルティングなどを担当している。

トレーサビリティは2007年に「牛と牛肉トレーサビリティに関する法律」の制定を契機として、2008年12月からは生産及びと畜段階まで、2009年6月からは小売段階まで全面的に施行されている。

(2) 食品安全関連法の体系
① 食品安全関連法の現状

食品安全関連法は表2-4に示すように、食品安全基本法、食品衛生法を基本とし、農産物品質管理法、畜産物加工処理法、水産物品質管理法など間接的に関わる法律まで含めると約30の法律がある。食品の主な原料が農畜水産物であることから、農食品部所管の法律が最も一番多い。次いで多いのが、食品全体の安全基準設定などを扱う保健福祉家族部の管掌の法律である。

② 食品安全基本法

表2-5は韓日中3国の食品安全基本法（中国は食品安全法）を比較したものである。韓国の食品安全基本法の主要内容は次の通りである。

国、自治体、加工及び流通事業者の責務と消費者の権利を明示し、政府は3年ごとに「食品安全管理基本計画」を策定する。また、国務総理（日本の内閣総理大臣に相当）が委員長を務める食品安全政策委員会を設置する。国民の健康に重大な危害が発生する恐れがある場合、緊急対応方策を策定・施行し、必要時には有害な食品の販売禁止や追跡調査を実施する。

食品などの危害要因に対する事前のリスク評価を義務化し、食品安全情報管理体制を構築し、最大限全てを公開することにした。また、食品安全関連委員会に消費者が参加するようにし、一定数以上の消費者が食品などの試験・分析を要請できるように制度化した。

しかし、韓国の食品安全基本法は次のような問題点を抱えている。第

表 2-4 食品安全関連法

部　署	法　律	主　要　内　容
保健福祉家族部	食品安全基本法	食品安全関連上位法：各機関の責務，リスク対応など
	食品衛生法	全体の食品衛生管理：安全基準設定，営業者規制
	健康機能食品に関する法律	安全性確保，品質向上，基準，表示・広告，検査
	国民健康増進法	総合計画の策定，保健教育，疾病予防，栄養調査
	子供食生活安全管理特別法	子供食品安全保護区域の指定，嗜好食品の料理・販売者の管理，給食管理支援センター
	薬事法	医薬品の安全性確保，製造許可，輸入管理，新薬審査
農林水産食品部	農産物品質管理法	安全性調査，原産地，遺伝子組換え農産物，地理的表示
	畜産物加工処理法	畜産物検査，衛生管理，品質向上，HACCP管理
	水産物品質管理法	水産物の品質，輸出水産物のHACCP管理
	親環境農業育成法	安全な農産物生産，親環境農産物認証
	農薬管理法	農薬の登録，流通管理，安全使用基準
	飼料管理法	飼料の需給安定・品質管理，安全性確保
	家畜伝染病予防法	家畜伝染病の予防，公衆衛生，防疫，検疫
	牛及び牛肉トレーサビリティ法	牛肉トレーサビリティ，耳標装着，個体識別記録管理
	動物用医薬品等の取り扱い規則	動物用医薬品製造，輸入，販売，検証
	植物防疫法	輸出入植物及び国内植物の検疫，防除
	高麗人参産業法	高麗人参の検査，表示

	酪農振興法	生乳と乳製品の需給，品質
	農漁業・農漁村及び食品産業基本法	食品産業発展計画，品質管理，検疫，衛生検事
	水産動物疾病管理法	疾病管理，伝染病防疫，隔離，殺処分，検疫
	炎管理法	炎品質検査，表示
	食育支援法	健全な食習慣の形成，伝統的な食生活文化，地産地消
環境部	飲用水管理法	飲用水の水質管理，環境影響調査，検査
企画財政部	酒税法	酒類製造免許，施設基準，販売免許，醸造士資格
教育科学技術部	学校給食法	学校給食施設・設備基準，管理・運営
公正取引委員会	消費者基本法	消費者危害防止のための物品の成分・含量・構造及び指示事項・警告の表示，安全情報の提供

資料：李ケイムほか（2009）および当該法律を参照

1に，食品安全を扱う上位法に相応する制度改編が伴っていないことである。食品安全政策委員会を設置してリスク評価を実施するとしたが，依然としてリスク評価機関はそれぞれの部署に分散しており，リスク管理機関の独立性も確保されていない状態にある。第2に，消費者への情報公開ならびに消費者の参加拡大を明示しているが，行政機関にリスクコミュニケーション担当部署が設置されてはおらず，その活動も不十分である。第3に，一部，食品衛生法と重複する内容があり，安全の範囲も人間の健康に限定したものとなっている（EUは動物の健康，日本では環境条件も考慮されている。金ウンジン，2008）。

中国の食品安全法は既存の食品衛生法を改正・補完したもので，2009年2月に新たな名称で公布された。食品安全基本法と食品衛生法を合わせたような構成となっている。

表2-5 韓日中における食品安全基本法の比較

	項目	韓国	日本	中国
	名称	食品安全基本法	食品安全基本法	食品安全法(食品衛生法を代替)
	制定時期	2008年6月13日	2003年5月23日	2009年2月28日
	条文数	30	38	104
主要内容	目的	国民の健康で安全な食生活の実現	国民の健康保護が最も重要	国民の身体の健康と生命の安全の保障
	責務	国家,自治体,事業者の責務,国民の権利を明示	国家,自治体,事業者の責務,消費者の役割を明示	国家,自治体,事業者(協会)の責務,消費者(団体)の権利を明示
	食品安全政策策定と推進	3年ごとに食品安全管理基本計画を策定	・食品健康影響評価の実施、これに基づく施策の策定 ・食品表示制度の適切な運用 ・食品安全性確保に関する教育,学習	・食品安全に関するリスクのモニタリング及び評価 ・食品・食品工場・飲食店における安全基準 ・食品生産・流通・飲食店許可制 ・農業者及び食品企業記録制も明示 ・食品表示制度,リコール,公正な広告 ・食品検査,輸出入,監督管理,罰則
	組織	・国務総理が委員長の食品安全政策委員会を設置	・内閣府に食品安全委員会を設置 ・委員は7人(3人非常勤),両院の同意を得て総理が任命	・食品安全委員会の設置 ・食品リスク評価に関する専門委員会の設置

組織	・委員は8つの部・庁の長を含む20人程度 ・専門委員会を置くことが可能	・専門委員会の設置 ※14の専門委員会があり，うち11の委員会はリスク評価（リスクアナリシス・システム）	
緊急対応	・緊急対応体制の構築及び運営方法を明示 ・トレーサビリティ制及びリコールを明示	・緊急事態対応体制の整備 ・緊急時の対応に関する専門委員会	国家及び地方自治体の食品安全事故に関する緊急防止対策の明示
科学的な安全管理	・事前のリスク評価を実施 ・新技術による食品（GMOなど）の安全管理 ・HACCPの導入及び支援	※11の専門委員会内にGMO，新技術による食品，プリオン（BSE）などを含む	専門委員会が食品及び食品添加物の危害に対するリスク評価
情報公開	・食品安全情報の公開 ・消費者及び事業者からの意見収集 ・消費者の参加	・情報および意見交換促進 ・リスクコミュニケーション専門委員会 ※農林水産省，厚生労働省，環境省，食品安全委員会のリスクコミュニケーション担当官	消費者（団体）の食品企業の違反行為を告発する権利，関連部署への情報の問い合わせ，および意見提出権利を明示

(3) 食品安全管理に関する担当機関

食品の安全管理を担当する機関は以下の通りである（表2-3参照）。農食品部で農食品安全政策を策定し総括している。農産物品質管理院では，主に農産物の品質検査を担当し，安全性調査，原産地表示も担当している。獣科院では家畜の疾病管理と畜産物の衛生と安全管理業務を担当している。親環境農業の管理は農産物品質管理院が認証業務を担当し，農村振興庁ではマニュアル作成などの技術的支援業務を担当している。

国立植物検疫院では，主に輸入植物検疫と海外からの外来種の病害虫流入防除業務を担当し，水産物品質管理院では水産物の検査，検疫，安全性調査業務を担当している。

農食品部の関係機関の畜産物等級判定所ではトレーサビリティを推進し，畜産物危害要素重点管理基準院では農場，加工場，流通業者，飼料工場へのHACCP認証業務を担当している。

保健福祉家族部では食品衛生及び健康増進に関する政策を総括している。食薬庁では危害検査，安全な食生活，食品及び添加物の基準設定などの業務を担当している。食薬庁の食品医薬品安全評価院では食品に由来する化学物質，汚染物質，微生物，添加物などの危害評価業務を担当している。

畜産物を除く農産物の安全管理体系を見ると，出荷前までは農食品部の担当であり，出荷後は保健福祉家族部が担当している。広域自治体単位では農業技術院と保健環境研究院が主な役割を担っている。畜産物の場合，獣科院と市・道の家畜衛生試験所が主要な業務を担当している。

環境部では飲用水に関する政策の策定・実施，ならびに安全性業務を担当している。国税庁では酒税法に基づき酒類製造の免許と調査業務を行っている。また，教育科学技術部では学校給食政策及び栄養管理業務を担当し，公正取引委員会は消費者安全のための表示及び情報業務を担当している。

```
国立農産物品質管理院 ─┬─ 安全性管理 ─┬─ 安全性調査
                    │              ├─ 飼料検定
                    │              └─ Safe Q システム
                    │
                    ├─ 認証制度 ───┬─ 親環境認証
                    │              ├─ GAP 認証
                    │              ├─ トレーサビリティ
                    │              └─ 地理的表示
                    │
                    ├─ 品質検査 ───┬─ 農産物検査
                    │              ├─ 糧穀表示
                    │              └─ 標準規格化
                    │
                    └─ 原産地管理 ─┬─ 原産地表示
                                   └─ GMO 農産物

                    → 品質の向上 安全性の強化
```

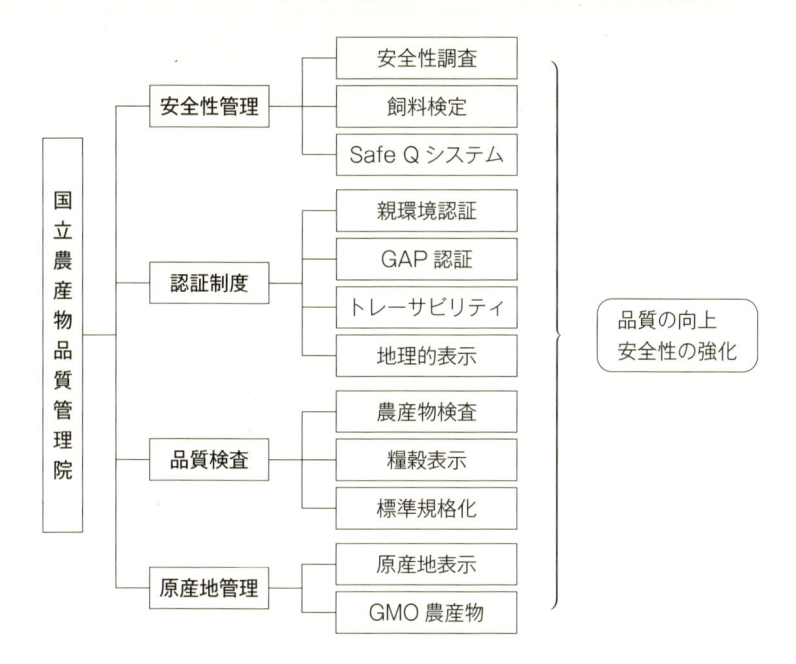

図 2-1 国立農産物品質管理院の品質及び安全管理体制

食品のリスク評価機関としては,一般食品の場合は食薬庁の食品医薬品安全評価院,植物は植物検疫院,畜産物は獣科院,水産物は水産物品質管理院などがあり,それぞれの業務を担当している。

国立農産物品質管理院は 6 つの課(運営支援課,革新企画課,農業経営情報課,品質検査課,消費安全課,原産地管理課),1 つの試験研究所,9 つの支所(各道に 1 カ所)により構成される。農産物品質管理院では図 2-1 のように,農産物の品質向上と安全管理のための安全性管理(安全性調査,飼料検定,Safe Q システム),認証制度(親環境認証,GAP 認証,トレーサビリティ,地理的表示),品質検査(農産物検査,糧穀表示,標準規格化),原産地管理(原産地表示,GMO 農産物)

などを実施している。Safe Q システムは安全性調査を迅速かつ容易に行うために開発された制度であり、顧客がインターネットで検査を申し込み、検査試料を宅配便で郵送する「無訪問インターネット検査サービス」も実施している。

4. 食品安全管理の主要手段

(1) 親環境認証と GAP

① 認証制度の現況

表2-6は農食品の安全と品質に関わる認証制度を示したものである。農産物に関する認証制度には親環境認証、GAP、トレーサビリティがあり、畜産物には HACCP とトレーサビリティがある。また、食薬庁で行っている食品 HACCP とトレーサビリティもある。

この義務認証制度ではと畜場を対象とした畜産物 HACCP があり、食品 HACCP には告示品目のうち7品目(魚肉加工品のうちかまぼこ類、冷凍水産食品の魚貝類・調味加工品、冷凍食品のピザ・餃子・麺類、アイスクリーム類、非加熱飲料、レトルト食品、キムチ類のうちの白菜キムチ)がある。残りの認証制度はすべて自主対応となっている。牛肉トレーサビリティも義務化されている。

② 親環境認証

本制度は、親環境農畜産物の認証を通して農畜産業の環境保全機能を増大し、生産から出荷までの品質及び安全性を管理することにより、認証農産物に対する消費者の信頼を向上させることを目的としている。

認証の種類は有機農産物、無農薬農産物、低農薬農産物、有機畜産物、無抗生剤畜産物の5つである。有機農産物認証を受けるためには農薬と化学肥料を使用してはならない。無農薬農産物は農薬を使わない、もしくは化学肥料を慣行栽培の3分の1以下まで減らさなければならない。低農薬農産物は農薬と化学肥料を慣行の2分の1以下にしなければ

表2-6　農食品の認証制度の現状

認証制度	認証機関	根拠となる法律	対象品目	認証マーク
親環境認証	農産物品質管理院，民間認証機関	親環境農業育成法	親環境農産物	
GAP	民間認証機関	農産物品質管理法	農産物105品目	
トレーサビリティ	食薬庁	食品衛生法	食品	
	農産物品質管理院	農産物品質管理法	農産物105品目	
	農食品部	牛及び牛肉の履歴追跡に関する法律	牛及び牛肉	
	農食品部	水産物品質管理法	水産物	
HACCP	食薬庁	食品衛生法	食品	
	畜産物HACCP基準院	畜産物加工処理法	畜産加工品	
品質認証	農産物品質管理院	農産物加工産業育成法	特産物	
	水産物品質検査院	水産物品質管理法	水産物及び水産物加工品	
伝統食品認証	農食品部	農産物加工産業育成法	伝統食品（農産物）	
	農食品部	水産物品質管理法	伝統食品（水産物）	
GMP	食薬庁	健康機能食品に関する法律	優良健康機能食品製造業者	

資料：李喆熙（2009）

ならない。ただし，低農薬農産物の認証制度は2010年から廃止される予定である。

③ GAP

GAPは農産物の生産段階から収穫後の管理段階に至るまで，土壌・水質などの農業環境と農産物に残留する農薬・重金属・微生物などを体系的に管理し，危害要因を最少化して安全性を確保することを目的とした制度である。また，GAPはトレーサビリティ・システムへの対応が必須であることから，消費者の信頼も高い。

GAPの認証を受けるためには，優秀農産物管理基準（農村振興庁告示）に基づいて生産され，指定の優秀農産物管理施設で収穫後の管理が行われなければならない。また，農産物のトレーサビリティ・システムへの登録を行わなければならない。GAP認証は農産物品質管理院から指定を受けた専門の民間認証機関での審査により取得することができる。

なお，GAPと先述の親環境認証制度の相違点は以下の通りである。親環境農産物の場合，環境保全はもちろん，農薬・化学肥料不使用もしくは，それを最小化して生産される。GAP農産物は農薬と肥料を管理基準に沿って使用し，栽培から収穫後のパッケージングの段階までの危害要素（農薬，重金属，微生物など）を管理して生産される。

また，韓国におけるGAPと日本やEUのGAPの違いについては，以下の通りである。すなわち，日本やEUはGAPが民間主導で行われているのに対し，韓国では政府主導で行われているという点である。さらに，他では認証マークを表示しないが，韓国は包装紙に表示している。

(2) トレーサビリティ・システム

① 農産物

周知のように，トレーサビリティ・システムは流通経路の透明性確

保，食品による問題発生時における原因把握，その流通経路の逆追跡などを通して正確な製品回収を行うことを重要な目的としている。それと同時に，消費者や関連機関に対する情報提供，表示の正確さを確保するとともに，長期的な視点では食品に関するリスク管理技法の発展と公正な貿易の実現を目指している。

韓国において，本制度は2006年1月から自由参加方式で行われている。GAP認証を受けている農家はトレーサビリティ・システムへの登録が必須であるが，一般農家はGAPと関係なくトレーサビリティ・システムへの登録が可能である。トレーサビリティ・システムの対象品目はGAPと同様の構成になっている。

トレーサビリティ・システムは生産者（農家，生産部会，営農組合法人など）のみならず，流通業者（産地流通センター，米穀総合処理場を含む）と販売業者も登録が可能である。なお，トレーサビリティ・システムへの登録の有効期間は3年である。

トレーサビリティ・システムにおいて，農産物，牛及び牛肉，水産物などは農食品部の担当で，一般食品は食薬庁の担当となっている。食品トレーサビリティ・システムは一般食品を対象に2008年8月から施行されている。このように，それぞれの法律と部署によって行われているため，統一的なマークはない。2009年6月には韓薬材に対するトレーサビリティ・システム法案が食薬庁から出され，推進している段階にある。

トレーサビリティ・システムの参加は農産物の生産，流通，販売を希望している主体が対象となっている。生産者の場合は農家，生産部会，営農法人などであり，流通業者の場合は農産物の収穫後の管理施設，卸売業者，販売業者の場合は小売業者（量販店など）である。

履歴情報を消費者に公開する方式として最も多く活用されているのはインターネットである。トレーサビリティ・システムにおいて消費者が問題であると考えているのは履歴情報の信頼性である。

② 牛肉

2007年12月に「牛および牛肉のトレーサビリティに関する法律」が制定・公布され，2009年6月からは流通段階まで牛肉のトレーサビリティ・システムへの対応が義務化された。

図2-2は牛肉トレーサビリティ・システムの推進体制を示したものである。飼育から消費に至るまで，個体識別番号は商品流通とともに移動し，消費者はその情報をもとに自らが購入した牛肉の履歴を確認することができる。と畜場と販売段階から牛肉のサンプルを採取し，DNA同一性検定ができるようにしている。しかし，牛肉専門店ではまだ実施されていない。

機関別の役割をみると，農食品部がトレーサビリティに関する政策を策定し，畜産物等級判定所では農食品部の委託を受け，実務面での業務を行っている。農協中央会と地域畜産協同組合は耳標装着を担当している。自治体と農産物品質管理院も各々，と畜段階と販売段階に関与している。

③ トレーサビリティ・システムの課題

トレーサビリティ・システムを導入すると，生産者，流通業者，販売者などは以前は実施していなかった出荷商品に対する栽培（飼育），流通及び販売過程での識別管理，認証表示，情報記録及び普及のための追加的な対応という負担と費用が発生する。このため，追加費用負担を生産者，流通業者，消費者，政府機関のうちの誰が行うのかという問題がしばしば指摘されている。

農産物の場合は，既に親環境認証，産地表示，地理的表示など様々な制度が実施されている。しかし，農業者を含め，関係者の制度に対する理解の不足により，混乱が引き起こされるなどの問題も少なからず発生している。

商品情報の記録及び管理の範囲はトレーサビリティ法で農産物の移動の部分のみを記録し，情報を分散することが法の本来の主旨に当たる。

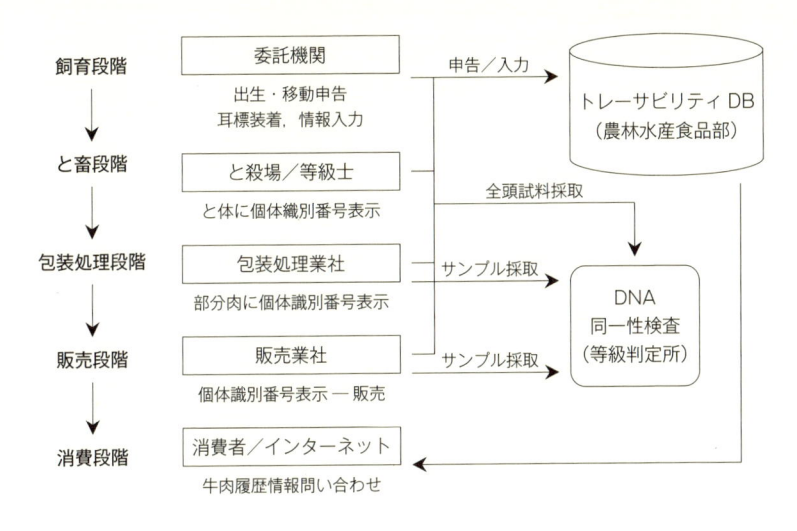

第2章　韓国におけるフードシステムの安全性確保　49

```
飼育段階      ┌──────────────┐      申告/入力      ╭──────────╮
   ↓        │   委託機関    │ ──────────────→ │ トレーサビリティDB │
            ├──────────────┤                  │ (農林水産食品部)  │
            │ 出生・移動申告 │                  ╰──────────╯
            │ 耳標装着，情報入力│                        ↑
            └──────────────┘                        │
と畜段階     ┌──────────────┐      全頭試料採取          │
   ↓        │ と殺場/等級士  │ ──────────────────→   │
            ├──────────────┤                          │
            │ と体に個体識別番号表示 │                  ↓
            └──────────────┘                  ╭──────────╮
包装処理段階  ┌──────────────┐     サンプル採取    │   DNA     │
   ↓        │  包装処理業社  │ ────────────→   │ 同一性検査  │
            ├──────────────┤                  │ (等級判定所) │
            │ 部分肉に個体識別番号表示│          ╰──────────╯
            └──────────────┘                        ↑
販売段階     ┌──────────────┐     サンプル採取          │
   ↓        │   販売業社    │ ────────────────────→ │
            ├──────────────┤
            │ 個体識別番号表示ー販売│
            └──────────────┘
消費段階    ┌──────────────┐
           │消費者/インターネット│ ←──────────────────
           ├──────────────┤
           │ 牛肉履歴情報問い合わせ │
           └──────────────┘
```

図2-2　牛肉トレーサビリティ・システムの推進体系

　また，容易に費用などの負担を軽減できるという主張と，それよりは国の農産物の差別化と競争力強化のためにはトレーサビリティのみならず，品質関連情報を追加的に管理し，韓国産農産物のブランド価値を積極的に高め，活用することが望まれるという意見もある。

　また，情報管理方式は政府機関による一元的な中央集中方式システムよりは，流通部分を考慮した場合，個別の生産者団体や品目単位で情報管理，分散するのが合理的だという主張がある。トレーサビリティ・システムにおいて情報の効率的な伝達のためには電子タグ（RFID）を積極的に活用しようという主張がある。その一方で，電子タグを活用できるインフラが構築されておらず，かつ電子タグの価格も高いので，現段階では時期尚早であり，むしろバーコードの方が適当だという見解があり，双方の意見が対立している。

　さらに，トレーサビリティ・システムの基準が複雑であり，農家，流

通業者など参加主体が担当する部分を簡素化しなければならないという意見と，農食品の安全確保のため，本来の主旨を果たすため規定を緩和すべきではないという2つの意見が対立している。

現在，GAPをはじめとしたトレーサビリティ・システムに対応した農産物の場合，産地出荷→選別・選果場→小売業者（量販店など）の経路による流通となっているが，量販店の経由率は13.5％に過ぎない。一方，卸売市場の経由率は約47％となっているものの，卸売業者，仲卸業者などでは記録がないので，一般農産物と同様に扱われている。そのため，トレーサビリティ・システムの浸透のためには卸売段階においても，トレーサビリティ・システムに対応できるようなシステムを構築することが重要である（李喆熙，2009）。

(3) HACCP

① HACCP制度の概要

韓国のHACCP指定については，食薬庁の食品HACCPと獣科院の畜産物HACCPの2つがある。食品HACCPは1995年12月から食品衛生法でHACCP導入の根拠が整備されたことを契機としている。食品HACCPの範囲には畜産物を除く全ての食品と飲料，団体給食が含まれる。

② 畜産物HACCP制度

畜産物HACCPの導入は1997年12月に畜産物加工処理法の改定により，と畜場及び畜産物加工場へHACCPを適用するための法的根拠ができたことを契機としている。その後，畜産物のHACCPの適用対象は次第に拡大し，現在では農場，飼料，と畜，集乳，食肉処理，加工，運送，保管，販売の9段階に及んでいる。と畜場は食肉衛生管理において非常に重要であるため，2003年7月1日から適用が義務化されている。なお，残りの段階については適用の義務化はされておらず，自由参加となっている。

表2-7 畜産物 HACCP 運営における機関別の役割

区分	農食品部	獣医科学検疫院	市・道	畜産物 HACCP 基準院
主要業務	畜産物加工処理法の制定,改正,運用	・畜産物 HACCP 告示の運用 ・飼料工場の HACCP 指定および事後管理 ・HACCP 適用業種および品目の拡大	と畜場に対する HACCP 適用確認,事後管理	・畜産物作業場などに対する HACCP 指定および事後管理 ・HACCP 関連の調査・研究事業
担当領域	—	飼料工場	と畜場	農場,集乳,加工,運搬,保管,販売

　表2-7によると,畜産物 HACCP の運営は,農食品部で畜産物加工処理法を中心として,全般的な政策を策定し,獣科院では畜産物 HACCP 告示による適用業種及び品目を拡大するなど,運営主体となっている。飼料工場の HACCP の指定も獣科院で管理している。市・道はと畜場の事後管理を担当している。「畜産物危害要素重点管理基準院」では当該作業場に対する HACCP の指定及び調査業務を担当している。

③　畜産物 HACCP 指定の現状

　表2-8に示すように,国の畜産物 HACCP 指定件数の現状は2009年5月の時点で1,737カ所である。この内訳をみると,と畜場が144カ所,畜産物作業場が988カ所,畜産農家が529カ所,配合飼料工場が77カ所となっている。食肉包装処理業,畜産農家,食肉加工業,食肉販売業なども急速な増加を見せている。

　HACCP は畜産物の安全管理において非常に重要な制度であるが,多くの企業等は規模が零細であることや,HACCP の施設導入には膨大な費用が必要であることから,まだ一部の企業や先導農家を中心に普及しているのみという段階にある。HACCP の指定率を見ると食鳥処理場の90.6％,配合飼料工場の80.9％の順に高くなっているが,畜産物作業場は1.9％,畜産農家は0.3％と非常に低い水準にある。今後,数多く

表2-8 畜産物 HACCP 指定の現状 (単位:件)

区分	と畜場	畜産物作業場	畜産農家	配合飼料工場
指定 (2009年 5月)	牛・豚:92 鶏:41 アヒル:11 合計:144	食肉包装処理業:624 肉加工業:182 食肉販売業:109 乳加工業:45 卵加工業:17 集乳業:11 合計:988	豚:261 牛:184 鶏:83 合計:529	農協・畜協:21 民間:55 合計:76
対象 (2008年)	と畜場:106 食鳥処理場:42 アヒル:11 合計:159	食肉包装処理業:1.3千 肉加工業:1.8千 食肉販売業:48千 乳加工業:63 卵加工業:126 集乳業:58 合計:51.3千	韓牛:181千 酪農:7.7千 豚:7.7千 ブロイラー:1.4千 産卵鶏:1.7千 合計:199.5千	農協・畜協:21 民間:73 合計:94
HACCP 指定割合	144/159 (90.6%)	988/51.3千 (1.9%)	529/199.5千 (0.3%)	76/94 (80.9%)

資料:獣医科学検疫院ホームページ

の零細規模の食肉販売業店(精肉店)と韓牛農家の HACCP の適用をどのように拡大していくかが課題となっている。すなわち,零細業者の費用負担を抑える方法(費用補助)と費用節減型の HACCP の導入が鍵になっている。

なお,畜産物の HACCP 認証を受けると認証マークを貼付することができる。

(4) 飲食店における原産地表示制度

レストラン（一般飲食店，サービスエリアの飲食店，委託給食業など）と集団給食所（学校・病院・企業運営の給食所など）で畜産物（牛肉，豚肉，鶏肉）と米，白菜キムチの産地表示が義務化されている。

本制度の目的は，流通の秩序確立および消費者に正しい情報を提供するところにある（食品衛生法）。対象であるが，売場面積は畜産物の場合は面積に関係なく全てが対象となり，米と白菜キムチの場合は100㎡以上の中大型の飲食店が対象となる。飲食店における産地表示の取締は食薬庁，農産物品質管理院，自治体で実施している。肉と米に対しては遺伝子解析などの科学的な産地識別方法も使用される。

産地表示の監視においては，関係機関の職員はもちろん，名誉市民監視団でも行っているが，監視対象数が膨大であり，容易なことではない（表2-9）。

表2-9 飲食店における産地表示制度の内容

区　分	内　　容
表示対象	・100㎡以上の飲食店（一般飲食店，サービスエリアの飲食店，委託給食業など）の米，キムチ類，畜産物（牛肉・豚肉・鶏肉） ・集団給食所及び100㎡未満の飲食店（一般飲食店，サービスエリアの飲食店，委託給食業など）の畜産物（牛肉・豚肉・鶏肉）
偽装表示禁止規定	虚偽表示（産地偽装，混合販売，料理販売を目的とした保管行為など）の禁止
行政処分	・関係行政機関長（市長・郡守・区長）に要請：特別な事由がない限り行政処分 ・集団給食所のうち，公共施設の場合は該当する給食所管轄関係行政機関長にも報告
罰則及び罰金	・偽装表示：3年以下の懲役または3千万ウォンの罰金 ・不表示：1千万ウォン以下の過料

(5) 農食品の安全情報システム

農食品部は2008年4月から農水産物の安全情報提供のため，農食品安全情報システムAGROS（http://agros.go.kr）を構築・運営している。これにより，消費者は直接農畜水産物の生産から販売段階までの農薬などの危害物質の管理，移動経路などの詳細な履歴情報などを家庭や売場からインターネットを通して一目で確認し食品を購入することができるようになっている。

農産物の場合，生産から販売までのトレーサビリティの管理が可能となり，GAP，Safe Q（安全性調査・分析管理）など農産物の認証と安全性の保証が可能なシステムが構築されている。トレーサビリティ（www.farm2table.kr）は農産物100品目計3万余件の履歴が登録され，消費者は携帯電話からでも確認することが可能である。

畜産物の場合，と畜場・食鳥処理場に関するHACCP指定・監督と営業場の衛生管理など，畜産物に関する安全性検査の管理システムも構築されている。

水産物の場合は，漁場から食卓に至るまでの水産物の履歴情報が記録されるとともに，検疫・検査，防疫と安全性の保証が可能なシステムが構築されている。

この安全情報システムにより，消費者は国内外の検証された食品安全情報を迅速に把握でき，ここで生成された情報は部署内のみならず省庁間でも共同で活用することが可能である。

5. 食品安全管理体系の改善方向

(1) リスク・アナリシス・システムの導入

生産から消費に至るフードチェーンで統合的かつ一貫した安全管理体系を構築するためには，リスク・アナリシス・システムの導入が必要である。リスク・アナリシス・システムが導入されれば，リスク・コミュ

ニケーションを含め，予防原則やリスク管理システム，企業のコンプライアンス関連の活動などとも円滑な連携が可能であり，安全管理体制も効率的に機能すると期待される。特に，リスク・コミュニケーションを専門的・効率的に推進できる部署や担当官については，リスク管理機関はもちろん，農村振興庁，農協中央会，農水産物流通公社，自治体などへの設置が望まれる。

(2) リスク管理システムの運営

大型家畜疾病や食品事故は予期せず発生する場合が大半で，発生の際には迅速な原因究明と被害拡散を防止するための危機管理システムの運用が必要である。専門家によるマニュアル作成と避難訓練・防衛訓練などと連携し，シミュレーションを行うことも必要である。

先進国では危機管理システムが非常に重要視されている。例えば，イギリスの食品基準庁（Food Standard Agency）は2008年4月に食品事故に対する緊急対応（Incident Management, IM）モデルを策定し公表した。IMチームは安全性，品質保証，マーケティング，広報，生産，技術，物流，消費者サービスなどの多様な専門家で構成されている。

EUにおいても2002年1月から食品・飼料緊急警報システム（The Rapid Alert System for Food and Feeds, RASFF）を運営している。

(3) 農家の安全管理体系の拡充

大半の食品の原料は農林畜水産物であり，原料生産段階から安全性を確保すれば，その後の安全性を保障することは可能である。耕種農家のGAPや親環境農業，畜産農家のHACCPが早期に定着するよう政府の強力なインセンティブ・システムの導入，それと同時に小規模の作業場に合った費用節減型モデルの開発が望まれる。

(4) 流通段階におけるトレーサビリティ・システムの拡大

トレーサビリティ・システムの導入は消費者が購入した食品の安全性を自らの目で直接確認することができるという点で消費者の安心確保にも影響を及ぼす。トレーサビリティ・システムが牛以外の他の畜種まで拡げられ,米や青果物に対しても自律的な方式で拡散できるようなインセンティブ・システムが取り入れられる必要がある。EU では食品法により 2005 年 1 月 1 日から全種の食品にトレーサビリティが導入されている。

今後,費用がかかっても RFID 方式によるトレーサビリティを拡散させ,安全の確保とともに透明な流通構造を定着させるために果敢な投資が必要である。

(5) 消費者優先原則の設定

食品安全政策実施の過程でその内容や基準が生産農家や食品業者の理解と相反し,社会に混乱をもたらす場合も多い。このような場合,多くの消費者は声を上げず,直接的な利害関係者である生産者や食品業界の声だけが高いため,政策当局の安全政策も後退してしまう場合が多い。食品業界の発展のためには,韓国はもちろん世界の消費者が認めるほどの厳格な安全性に関するシステムが構築される必要がある。

こうした原則をもとに安全政策を推進し,かつ零細な食品業者が自活していけるように移行期間を設けたり,政府の支援により負担を軽減するなどの補完的な対策が望まれる。

(6) メディアの協力

食品安全性に関連して,消費者の情報収集源としてメディアへの依頼度が高くなればなるほど,メディアの責任も重くなる。国内外で発生した事件のように,食品安全関連報道の担当記者の,専門性の不足に起因する報道により,関連業界が大きい被害を被ったり,社会的な大混乱を

巻き起こしたりする場合もある。

既に，国内の大型メディアでは食品安全性問題の専門記者を配置しているところもある。しかし，食品安全性のように高度の専門性が要求され，国民の関心が高い分野については全てのメディアに専門記者を配置し，正しい情報伝達とともにリスク・コミュニケーション機能までを可能にすることが望ましいといえるだろう。

(7) 食品安全に関する市民運動の活性化

食品安全市民団体（NPO）の活動は食品安全性の確保のため有益なものである。スウェーデンなど北欧で活発な消費者協同組合の樹立も，消費者運動の活性化という側面から見ると必要である。安全性確保については消費者自らの努力が必要な側面もあり，その点では消費者が責任を負う部分もある。消費者の役割と責任の強化という視点から食品安全市民団体や消費者が政府や企業の活動を監視し，安全性確保のためのアイディアを提示し，食品のリスクを減少させるというような積極的対応が望まれる。

これと関係の深い政府では2008年11月に食品衛生法を改正し，危害のある食品や飲食店などにおいて，食品事故の恐れがある場合は消費者が食薬庁に衛生検査を要請できるようにしている。

6. 結　論

近年，韓国は食品性安全の確保のために力を入れている。それは，食品安全基本法の制定，畜産物 HACCP 制度の農家から売場に至るまでの適用，牛肉に対するトレーサビリティ・システムへの対応の義務化などの点にみることができる。

安全性確保システムにおける大枠としては，親環境農業と GAP，HACCP，トレーサビリティ・システム，飲食店の産地表示制などがあ

る。そしてそこでは，食薬庁，農産物品質管理院，獣科院，植物検疫院などの機関が重要な役割を果たしている。

しかし，こうした対応にもかかわらず，韓国の食品安全管理体制は問題を抱えており，以下のような改革が望まれる。これを提示することで，本章の結びにかえたい。

第1に，食品安全基本法でリスク・アナリシス・システムの導入を明示し，独立のリスク評価機関を設置することが必要である。特に，安全性の問題により社会的問題が発生しないよう，効率的なコミュニケーション・システムの構築が必要である。つまり，リスク・コミュニケーション機能の大幅な強化が必要である。

第2に，政府の食品安全政策についても国民からの信頼を獲得できるよう努力するとともに，それをアピールする必要がある。先進国のように，政府の食品安全政策に対する発表と説明について，大多数の国民が信頼して受け入れるように，政府に対する信頼を回復しなければならない。

第3に，企業や農家が自らの安全規則を守るという慣行を定着させることが必要である。

第4に，食品安全性と関わるメディアの役割はますます増大している。知る権利も重要であるが，誤報による食品業界の被害や消費者混乱を防止するための対応が必要である。メディアも食品安全性に関する高度の専門性が要求されるとともに，国民の関心の高い分野に対しては，専門記者を配置するなど責任意識を持ち，正しい報道が行われるようにしなければならない。

第5に，基本的な安全性の基準はグローバルスタンダードに合わせ，韓国の認証マークが国際的に通用するための同等性確保が必要である。これには，輸入食品に対しても常に同じ基準で評価されるようにするなど，公正な貿易環境の醸成が望まれる。

第6に，安全性関連の制度が統一され，消費者の理解しやすいものに

される必要がある。食品別に法律や担当部署が分散し，同じ制度でありながらも認証マークが異なるという現行の制度は早期に改善する必要がある。

第7に，安全性確保のための対応に伴って発生する追加費用を生産者，政府（納税者），該当製品の消費者がどう分担するかについての社会的な合意形成が必要である。

第8に，ITとモバイルの活用により安全性関連情報システムを高度化し，管理費用を抑えることが必要であり，そのための国の努力と投資が必要である。

第9に，食品安全事故に対する予防システム構築の投資が必要である。国は全国民の健康と生命を守る義務と責任を持ち，そのための対応が必要である。

第10に，地域農業システム内で自らが食品の安全と安心を保証できるようにすることが，コスト面でも効率的であり，それによって持続可能な農業が発展するといえる。すなわち，地産池消，食育，スローフード，ローカル・フードシステムの活性化が必要である。

参考文献

カン・キョンソンほか，2008，『食品安全行政の体系化及び効率化方案』農林水産食品部．

金ドンウク，2009，「家畜伝染病の発生実態と予防対策」『農業展望2009』韓国農村経済研究院．

金ソンフンほか，2008，『農産物の安全管理制度の適用実態と改善方案：GAPを中心に』韓国農村経済研究院．

金ウンジン，2008，「政府の食品安全政策の問題点と改善課題」『農政研究』26号，農政研究センター．

農林水産食品部，2008，『2007農食品安全白書』農林水産食品部．

朴キョンジン，2009，「1998―2008年に発生した食品安全関連事件・事故の分析」『食品衛生安全性学会誌』Vol. 24, No. 2，韓国食品衛生安全性学会．

愼鏞光・黄ユンジェ，2008，「農産物安全性に対する消費者信頼の構築」『農業展望2008』韓国農村経済研究院．

ウ・ドンシクほか，2009,「農食品安全管理の改善方策」『Safe Food』Vol. 4, No. 1, 韓国食品衛生安全性学会.

李ケイムほか，2009,『飲食店の原産地表示制度の現状と課題』韓国農村経済研究院.

李ケイムほか，2009,「韓国における食品関連法律体系の分析」『農村経済』第32巻第3号，韓国農村経済研究院.

李グィオック，2007,「食品のリスク・コミュニケーションとメディア」『Safe Food』Vol. 2, No. 2, 韓国食品衛生安全性学会.

李炳旿，2007,「韓国における畜産物HACCP制度の構造と特徴」『農業経営・政策研究』第34巻第2号，韓国畜産経営学会.

李炳旿ほか，2008,『食品安全性確保と食品産業発展の調和方策』農漁業・農漁村特別対策委員会.

李ヨンソンほか，2008,『食品政策の方向と課題』韓国農村経済研究院.

李喆熙，2009,「農食品の安全管理制度の現状と発展方向」農政研究センター.

チョ・ギョンヨプほか，2008,『ろうそくデモの社会的費用』韓国経済研究院.

今村知明，2008,『食品不信社会』中央法規.

新山陽子，2008,「食品汚染事故にみる問題の構造と対応策」『農業と経済』9月号，昭和堂.

李炳旿，2008,「韓国における農産物の品質及び安全管理の体系」『フードシステム研究』第15巻2号，日本フードシステム学会.

第3章

中国におけるフードシステムの安全性確保
── 認証制度を事例として*

王　志剛

1. はじめに

　改革開放政策の実施以降，中国農業・食品産業は大きく発展してきた。この発展の結果，現在では国内のデパートやスーパーマーケットなどには食料品があふれ，食料不足に基づくかつての食料配給制度は完全に過去のものとなった。このような背景の下で，海外への農産物・食料輸出も大きく発展している。

　しかし，1990年代に入って，鳥インフルエンザなど食品の安全性問題に関わる事件が続いたため，中国国内でも食品の安全性問題を重要視し，関連情報の開示を積極的に行うようになっている。新世紀に入って以来，中国では食品安全性確保体制が厳しく整えられている。その主な背景として以下の2つがある。1つ目は，中国における対外貿易のなかで，食品安全性に関する事件が日本を含めた海外輸入諸国から少なからず摘発されていること。2つ目は，中国国内では最近発生したメラミン牛乳事件などの食品安全性に関する事件が頻繁に現れており，国民から食品安全性に大変な関心が寄せられていることである。中国はいかに食

---

* 本研究は中国国家自然科学基金（批准番号：70773115），中国人民大学明徳学者培育計画プロジェクト（批准番号：10XNJ020）及び中国教育部人文社会科学研究プロジェクト（批准番号：07JA790082）の支援を頂いた。ここに記して感謝の意を表する。

品安全性を確保しているのか，どのような認証制度があるのか，生産者，加工企業及び消費者がいかにこのような認証制度を認識しているのか，という問題が国内外で大変重視されている。

そこで，本章の目的は中国におけるフードシステムの安全性確保について，特にその認証制度を明らかにすることにある。

本章の次節以降の内容は次の通りである。第2節では，中国農政の概要と，中国と日本との食料貿易の現状について考察する。第3節では，中国における食品安全性確保の特徴及び問題点について明らかにする。第4節では，新しく制定された食品安全法下での法制度の枠組みと特徴を紹介して，無公害農産物，緑色食品，有機食品，QS（品質安全），HACCP及び飼料産品認証などの認証制度について紹介する。第5節では認証制度に関する既存文献の整理を行う。第6節では実証分析方法とデータについて説明する。第7節は計測結果である。ここではマクロとミクロの2つの側面に分けられる。マクロの側面から，各地域における加工企業が認証制度を採用するメカニズムを探る。すなわち，各地域の特徴が認証制度の採用加工企業数へ影響を与えるか否かを検証して，認証制度を採用した加工企業が多い地域の特徴を析出した。一方，ミクロの側面である企業の特徴から，加工企業が認証制度を採択する影響要因を分析する。言い換えれば，その目的は，どのような特徴をもつ加工企業は商品安全認証制度を採択する可能性が高いのかを検討することにある。最後に第8節では結果を取りまとめて，5つの提言を行う。

2. 中国農政の概要及び日本との貿易現状

(1) 中国農政の概要

中国の農業，農村と農民に対する政策は「三農問題」と総称され，2004年以降，国家の最重要経済政策として重点的に財政投入や制度改正が行われている。一層の生産性向上と農民の利益確保のため，土地請

負経営権（使用権）の権利強化，農地の集積による生産性拡大，農業税廃止，各種農業補助金の導入，農村のインフラ整備などの政策が導入されている。WTO には 2001 年加盟し，加盟時の約束に従い，2010 年にかけて段階的に関税削減を実施しているところである。

現在，生産者に対して行われている主要政策は，食料生産補助，優良品種補助，資材補助，農業機械補助，食料最低買入価格の設定などで，いずれも 2004 年以降に導入された比較的新しい制度である。

食料安全保障対策として，2008 年に国家食糧安全保障中長期戦略要綱が制定されている。食料需給の安定化を目指し，2020 年までの目標として，(ア)食料自給率 95％以上を堅持，(イ)耕地の保有量 1.2 億 ha を最低限確保，(ウ)食料生産能力を 5.4 億トン以上に安定，などが掲げられている。

(2) 中国における食料輸出の拡大の背景

1990 年代後半以降，中国の食料輸出は急速に拡大し，とくに，日本向けの農産物輸出が急速に拡大してきた。この中国の日本向け食料輸出の日本側の主要な推進者は，食品産業・外食産業・中食産業等に関連する企業であった。中国側の主な推進者は，以前の小型輸出企業から次第に中規模以上の輸出加工企業へと転換している。

日本側の食品企業，およびそれらと取引のある商社が主体となって，1990 年代を中心に，中国等のアジア諸国において，農産物・食品の「開発輸入」戦略を積極的に展開したことが大きな要因の一つとなっている。しかし，もう一つの要因として，中国農業を取り巻く諸条件の変化，中国の WTO 加盟の影響，さらに中国政府や地方政府の農産物輸出戦略があげられる。

中国の食料（穀物）生産は 1996 年に史上初めて 5 億トンの大台に達するなど，1990 年代後半にはかつてない大豊作が発生した。しかし，それと同時に，生産過剰が大きな問題となりはじめ，中国農業にこれま

で経験したことのない，生産過剰と食料価格の下落という新しい事態がもたらされた。この農産物の生産過剰と農産物価格低迷による農民所得の停滞は，必然的に農産物輸出の振興に政府・農家を向かわせることとなった。つまり，農民の所得停滞の改善と，余剰農産物の処理，さらには有利な転作作物の確保などを主な目的に，農産物の輸出が大きく政府と農家の注目を受けることとなったのである（大島，2009）。

また，この時期に中国政府が野菜・果樹・花卉等を中心とした農産物輸出に積極的になった要因として，今ひとつ注目しなければならないのは，2001年末に実現した中国のWTO加盟の影響があげられよう。この加盟に伴う交渉の結果，関税割当管理制度の対象となった農産物の輸入割当数量が定められ，関税率も低下した。さらに食料の全量国家管理から，民間企業でも輸入できる仕組みに変更され，例えば，米では2002年から輸入割当数量枠の50％が民間企業に割り当てられた（大島，2009）。

(3) 中国と日本の貿易（2008年）

中国では，日本からの主な輸入品として，電気機器，一般機械及び化学製品等があげられるが，主な輸出品としては，電気機器，一般機械及び食料品がある。総額では，中国の日本に対する輸出額は，中国の日本

表3-1　中日両国間の農林水産物貿易の概況

	計算式	単　位	輸入 （日本→中国）	輸出 （中国→日本）	中国の収支
総額	A	百万USドル	124,961	143,668	18,707
農林水産物	B	百万USドル	438	9,475	9,036
割合	A/B	％	0.4	6.6	—

資料：日本財務省貿易統計

表3-2 輸出入農林水産物上位5品目の金額とシェア

順位	輸入（日本→中国）品目名	輸出額（百万USドル）	シェア（％）	輸出（中国→日本）品目名	輸入額（百万USドル）	シェア（％）
1	さけ・ます	86	19.7	鶏の調整品	526	5.5
2	ソース混合調味料	22	5.0	冷凍野菜	440	4.6
3	さば	21	4.8	製材加工品	219	2.3
4	播種用の種等	19	3.9	乾燥野菜	210	2.2
5	清涼飲料水	13	2.9	生鮮野菜	209	2.2
	総額	438	100.0	総額	9,474	100.0

資料：日本財務省貿易統計

に対する輸入額を大幅に上回っている。農林水産物貿易の概況をみても，中国の日本に対する輸出額は，総額に占める割合は6.6％と，輸入のそれより高くなっている（表3-1）。

3. 中国における食品安全性確保の現状

(1) 中国における食中毒の現状

現在，中国では食品生産加工に従事している企業が約100万社あり，そのうち約78.7％は10人以下の小規模の企業または家族経営である。それらは規模が小さく，技術と企業内部の管理水準が低い。近年，小企業と家族経営の食品安全性の問題は，品質検査部門によって重点的な対象として監視されている。

2008年に中国全土では食中毒事件は431件あり，その中毒人数と死

表3-3 中国における食中毒の現状

年次	食中毒人数（人）	食中毒死亡人数（人）
2004	14,597	282
2005	9,021	235
2006	18,063	196
2007	13,280	258
2008	13,095	154

資料：中国病気予防監視センターのデータにより作成

表3-4 原因別食中毒事件の現状（2008年）

食中毒の原因	報告件数	中毒人数	死亡人数
微生物性	172	7,595	5
化学性	79	1,274	57
有毒動植物	125	2,823	80
原因不明	55	1,403	12
合計	431	13,095	154

表3-5 食事場所別食中毒事件の現状（2008年）

食事場所	報告件数	中毒人数	死亡人数
食堂	162	5,302	4
家庭	147	3,110	132
飲食店	64	3,042	2
その他	58	1,641	16
合計	431	13,095	154

亡人数はそれぞれ13,095人と154人に達している。2007年のデータと比べると、食中毒事件の件数、中毒人数及び死亡人数はそれぞれ14.8％、1.4％と40.3％減少した。中国における食中毒事件の現状は表3-

3 の通りである。

　原因別に見ると 2008 年は微生物による食中毒の報告数と中毒人数が最も多く，それぞれ全体の 31.9 ％と 58.0 ％を占めている。死亡人数では有毒動植物による食中毒死が最も多く，全体の 52.0 ％になっている（表 3-4）。

　食事場所別に見ると，食堂で発生した食中毒事件の数と中毒人数が多く，それぞれ全体の 37.6 ％と 40.5 ％を占めているが，死亡人数は家庭での食中毒死が最も多く，全体の 85.7 ％を占めている（表 3-5）。すなわち，ここ数年，中国における食品安全性確保の状況は好転しており，食品安全に関わる事件は明らかに減ってきている。

(2) 農産物の安全問題の発生

　上述したように，急増してきた中国の農産物輸出であるが，2002 年以降，輸出農産物の安全性を揺るがす大きな問題がおこった。中国産野菜における残留農薬問題の発生である。この事件は，後に大きな問題となった食品安全問題の端緒であるが，このときにも日本社会と中国の輸出産地を大きな衝撃が襲った。

　このような農薬に汚染された野菜問題の原因は，以下のような事情による。中国では 1978 年からの改革・開放政策実施以降，①農家が生産量の拡大を強く求めたこと，②また，流通システムがしだいに大規模物流へと転換したことにより，これまであまり重視されてこなかった鮮度維持，見栄えの向上が必要となったことから，一般農家で農薬や化学肥料を急速に多用するようになった。しかし，それに対して農家の農薬・化学肥料管理の熟練度は低く，技術普及水準も低かったため，使用上の過誤事件がしばしば発生する事態となったのである。

　このような背景の中，残留基準を超過した野菜等の農産物が国内市場や輸出向けに出回るようになり，中国国内の社会問題，場合によっては国際問題を引き起こし，この問題に対する抜本的な対策が求められるよ

うになった。

(3) 農産物安全問題の発生に対する政府，企業と農家の対応

この問題の発生に対して中国政府は基本的には輸出向けの緊急対策と，国内向けの比較的長期的な対策の，2種の異なる対策を実施している。これは中国国内で出回る野菜が6億トンという膨大な規模であり，短期間での対応が困難であるためである。この輸出向け農産物の生産に関して，中国政府が実施したことは，関係法規を制定し，生産・輸出企業に対する規制を大幅に強化したことである。この規制強化は，国家質検総局が中心となって管理・監督を強化している。

さらに，その下部機構である各省の検疫検査局は，管轄内の輸出野菜企業および輸出農産物生産基地に対して輸出野菜栽培基地に関する基準を設定し，具体的な管理監督を強化した。この規定において，中国に展開する各食品輸出企業が輸出許可を得るために満たさなければならない基準は，およそ以下の通りである。つまり，①登録基地における農薬の購入・管理・使用状況の厳格な把握と記録，②残留農薬検査機器の設置と残留農薬検査の定期的実施，③検査結果の記録，④最低20ha（300ムー）以上の企業専用栽培基地の確保，⑤最低1名の専属農業技術者の配置である。これらの規定に企業が違反した場合，原則として輸出は許可されない（大島，2009）。

輸出企業の対応の中で，とくに注目されるのは，前述のように，輸出企業が自ら経営する自社農場で生産し，輸出する方式が普遍化したことである。2002年の残留農薬問題の発生と，前述した中国政府の法改正（企業農場制の推進と検査の強化）を契機に，各輸出企業は生産管理体制を再編したが，とくに前述の企業自社農場制の推進により，以前はほとんどみられなかった大規模な企業農場が，浙江・江蘇・山東・福建省等の中国の沿海地域に次々に成立した。また，これに伴って，農業生産体制においても多くの企業で大規模農場管理システムの導入がみられる

ようになった。

(4) 新たな安全生産システムの模索

中国では,一部の産地において,自社農場の基礎の上に,いくつかの新しい輸出農産物生産システムが模索されている。2002年以降実施された自社農場方式は,それ以前普遍的であった産地仲買人を介しての集荷方式(「仲買人仲介方式」)に比べて,農業生産・輸出会社による農薬管理の一元化が可能なことから,システム的に格段に優れたものであり,農産物・食品の安全確保の面において,その効果は高いと考えられる。また,このシステムはフードチェーンのトレーサビリティにも対応可能なシステムでもある。

しかし,中国産食品における安全問題の頻発による日本側の輸入量の減少と,世界的な経済不況のもとで,中国の輸出量の減少が深刻となったこと,一方で農場開設にあたって多くの農地を借地によって集積しなければならず,地代負担が企業にとって過大となったことから,中国の農産物輸出企業は2007年前後から次第に経済的に苦しい状況に陥った(大島,2009)。そこで中国政府と輸出企業は,現在いくつかの地域で,新たな輸出用農産物生産システムの構築を進めている。

中国の産地が模索する新たな輸出用農産物生産システムの代表例として,山東省の「安丘モデル」があげられる。山東省安丘市は有力な日本向け輸出野菜産地の一つであり,とくに長ネギ,タマネギ,ブロッコリー等の大規模な輸出基地の圃場が広範に展開している。同市では,農産物輸出が市の重要産業であることから,これを振興し,あわせて農産物の安全を確保するために,全市をあげて「安丘市農産物安全条例」を制定した。この条例では,市全域において安全な農産物を生産する体制を構築するため,具体的に以下の3点の対策を全市を対象に実施している。

①農薬販売・管理の一元化:安丘市は古くから大きな野菜産地であ

り，市内の農薬販売店もかなり数が多かったため，その中には劣悪な品質の農薬や販売禁止農薬を販売する小売店が後を絶たなかった。これに根本的に対処するため，市では農薬管理条例を制定し，原則として一般の民間小売店に農薬販売を許可せず，市直営の販売店が一元的に販売・管理する制度を導入した。

②検査機械利用効率の向上：市内には，検疫局・市政府の検査機関や各輸出企業に，比較的多数の残留農薬検査機器が装備されているが，機関・企業の所在が市の中心部に地域的に偏在しており，企業の垣根もあって全体として利用率は低かった。

安丘市の関連部門はこの点に着目し，検査機器とオペレーターを機関・企業の枠をこえて登録・管理し，互いに融通する検査機器・オペレーター共同利用システムを開発し，市全体として検査の頻度を上げることに成功した。

③生産システムの改善：「安丘システム」では，生産基盤を，前述した企業農場システムから，徐々に「農民専業合作社」とよばれる農民の協同組合組織による生産方式へ転換することを推進している。この転換の目的は，より広範な農民に先進的な生産技術を普及し，国内向け農産物に対しても安全管理水準を高めること，また，輸出企業の借地料負担を軽減することの2点である。転換により地代負担の軽減が可能なのは，協同組合生産方式はあくまで自作農が生産の主体となり，これまでの企業への有償での農地貸借が不要となるためである。この転換を進める一方で，協同組合の構成員（農民）に対する生産管理水準（とくに農薬管理水準）向上のための研修を強化している。

これらの取り組みは，これまでの輸出企業を単位とした安全対策をより拡大し，市全域を対象とすることから，最終的には国内向け農産物全般の安全対策をも視野に入れたものである。また，企業農場制を徐々に協同組合方式の生産に切り替えようとするのは，輸出量減少に対応した輸出企業の借地料コストの削減のための方策ともいえる（大島，2009）。

4. 中国における食品安全性確保に関する法制度の内容と特徴

(1) 食品安全法およびその実施条例の主な内容

　中国産ペットフードの有毒物質汚染（米国），殺虫剤の残量基準値を超えた中国産キノコ（米国），中国産冷凍ギョウザ中毒（日本），抗生物質含有の中国産水産物などが報道されたように，近年，海外における中国の食品安全性問題が大きくクローズアップされ，中国産食品に対する海外消費者の不信感が募っている。実際，米中，EU・中国，日中の政府間対話でも中国の食品安全性問題が議題の一つになっている。

　ミルクへのメラミン混入など，中国国内で食品をめぐる品質や安全性問題が多発し，自国食品への不信感は日増しに高まってきている。日本産粉ミルクなど，品質のよい海外製品を求める中国の消費者も増加する一方である。

　中国の食品安全性問題を生じさせた原因としては，産業の集中度が低いこと（中小企業が約40万社ある），官業癒着を含む地方保護主義が蔓延していること，競争激化で生産者のモラルが低下したこと，消費者の安全意識が低いことなどが考えられる。

　こうした背景の下で，中国当局は，このような食品安全性の深刻さを認識し，様々な対策を取っているが，その集大成として1995年に実施された「食品衛生法」の改正とともに数多くの新規制度を加えた「食品安全法」（2003年5月に制定された日本の「食品安全基本法」に相当する）を制定し，2009年6月1日に施行した。同法実施条例も2009年7月8日に公布された。中国では食品安全性確保システムについて，分段式管理（分権管理）のモデルが行われている。すなわち，管理の権限を農業，衛生，品質検査，商務，工商行政管理などの部門に分けて，それぞれ生産，飲食業，輸出入，市場流通及び市場登録の管理を担当させている。

　中国の「食品安全法」は，食品安全に関わる各主体の責任，食品安全

上のリスク監視と評価, 食品安全基準, 食品生産・流通・販売の責任, 食品検査, 食品の輸出入, 食品安全上の予防や事故処理, 処罰規定などの 10 章, 104 条からなる。立法政策や実体規定からは以下のようないくつかの特徴が読み取れる。食品安全法の主な内容と特徴は次の通りである。

① 食品安全委員会の新設と所管官庁責任の明確化

食品安全に関する行政機関の連携不足や所管官庁の責任範囲の曖昧さを解消するため, 国務院 (内閣) に直属の食品安全委員会を新設し, 省庁への指揮監督や連携を強めようとしている。

② 食品に関する国の食品安全基準の統一

これまで中国では農薬残留基準など内容の異なった各省庁独自の基準が少なくない。これは, 食品関連企業に規制順守のコスト増をもたらすだけでなく消費者にも混乱を生じさせている。「食品安全法」では強制規格に関する内容はすべて国家基準 (GB) に統一される。

③ 食品安全リスク評価制度の確立

中国では, 食品安全性と関係のない風評被害も数多く見られる。各分野の専門家による食品安全リスクの評価を行い, 科学的・客観的な情報を発信することによって食品企業を風評被害から守り, 消費者に安心感を与えようとしている。

④ 食品の「検査免除」制度の廃止

中国では, メラミン混入事件の震源地である「三鹿集団」のように一部の大企業や有名企業も「問題食品」を作り出している。これらの大企業や有名企業は, 品質監督官庁から品質検査免除の特別待遇を受けていた。消費者はお墨付きの「安全製品」に裏切られたのである。このような苦い経験から「食品安全法」では食品の「検査免除」制度自体を廃止したのである。

⑤ 「問題食品」のリコール制度の確立

「問題食品」のリコールは, 2007 年に国家品質監督局の公布した「食

品リコール管理規定」によって実施されているが,「食品安全法」は,食品安全の第一責任者であるという義務を生産者に初めて法律レベルで規定したのである。同法は,「問題食品」の自主的なリコールを喚起し,行政が企業にリコールを命令する権限を与えている。

⑥ 損害賠償金の引上げ (10倍)

「問題食品」による権利侵害があった場合に,これまでの同等額の損害賠償請求(「消費者保護法」による)から,損害額の10倍の請求権へと消費者の権利が変更された。損害賠償金の引上げによる食品生産者や販売業者への抑制効果が期待されている。

以上見てきたように,中国の食品安全確保の法制度整備はかなり進んでおり,他国と比べても遜色ないが,問題は,これらの制度や規制がいかに実効的に運営されるかである。特に,地方政府の保護主義をいかに打破していくのか,低コストで消費者の権益保護をいかに実現させるのか,食品メーカーや販売業者の品質管理能力の向上や消費者の安全意識向上をいかに実現させていくかなどの課題が残されている。

また,中国の「食品安全法」では食品の輸出入に関しても数多く規定されている。基準規格のハーモナイゼーション,国境を越えた輸送段階での安全性確保,食品安全に関わる紛争解決メカニズムの確立などの課題も残されている。

(2) 食品安全性に関する認証制度の現状

これまでのところ,中国における食品・農産物・飼料などの認証制度は9つある。施行された時期をみると,最も早いのは1993年1月に施行された緑色食品であり,最も遅い認証は2007年8月に実施されたChinaGAPである。認証を採択した企業数をみると,無公害農産物が最も多く,2009年9月末現在,4万件を超えている。最も少ないのは,飼料産品認証であり,約6年間で,わずか48件の認証となっている(表3-6)。

表3-6 中国の食品と農産物認証の種類と現状（2009年9月末現在）

	種　　類	施行時期	認証を受け入れた企業数（件）
1	緑色食品	1993年 1月	14,787
2	HACCP	2002年 3月	3,827
3	無公害農産物	2002年 4月	40,730
4	緑色市場	2003年10月	200
5	飼料産品	2003年12月	48
6	有機食品	2005年 4月	3,287
7	食品安全（QS）（酒類）	2005年10月	141
8	食品安全（QS）	2007年 1月	3,176
9	ChinaGAP	2007年 8月	339

注：中国国務院と関連する部・委員会のウェブサイトにより作成。

5. 認証制度に関する文献の整理

　これまで，飼料企業が飼料産品認証を採択するメカニズムに関する研究はほとんどない。海外の研究の中で，多くはISO9000やISO14000の採択メカニズムに関するものである。Hibiki, Higashi, and Matsuda (2003) では，規模が大きく，輸入比率が高く，収益率と開発レベルの高いほど，その企業はISO14000シリーズを採択する傾向にあると結論付けられている。HACCP認証を採択するメカニズムの研究は多くない。Henson and Holt (2000) の研究では，企業がHACCPを採択する主要因として，企業内部の効率性，商業上の圧力，外部からの規制及び企業管理のニーズが挙げられている。Carlsson and Carlsson (1996) とHenson and Heasman (2002) の研究では，食品企業が品質認証を採択する動機は市場の駆動力と外部の環境からの圧力にあることが強調された。王志剛ら (2006) では，食品企業がHACCPを導入する現状と問題

点を詳細に分析して，食品安全性確保の措置を提案した。鄭鳳田ら（2004）では，中国における食品企業がHACCPを導入する駆動力について，Nagative Bivariate Distribution Modelを用いてマクロ的な視角から地域の経済レベル，企業の規模，食品企業の数と食品工業の総生産がその地域でHACCP認証を導入した企業の数に及ぼす影響を分析した。本章ではマクロな地域の視点から企業が飼料産品認証を採択するメカニズムを分析した上で，ミクロな企業の視点から企業が飼料産品認証を採択した主な要因を析出する。

一般に，企業の規模は飼料産品認証を採択するのに重要な影響を与えていると思われる。規模が大きい企業は消費者に認知させるため，飼料の標準に沿ってその生産を行い飼料の品質を向上させる可能性が高い（Hibiki, Higashi, and Matsuda, 2003）。

6. 飼料産品認証の実証分析

ここでは，地域の特徴が飼料産品認証を採択する企業の数へ与える影響を検討してみる。

本章に使うデータは『全国飼料工業統計資料2005』，『中国統計年鑑2005』と国家認証認可監督管理委員会ホームページ（http://www.cnca.gov.cn）によるものである。これらの資料は中国全土における30省，直轄市及び自治区の，飼料産品認証を採択している企業と，その地域の特徴のデータをまとめたものである。

Negative Binomial Distributionモデルの従属変数は各地域における飼料産品認証を採択した企業の数である。表3-7はその独立変数の特徴を示している。

同時に，同じ資料のデータを用いて企業が中国産品認証を採用する行動に影響する要因を分析する。本章では，1万トン／年以上の生産量を持つ1,129社のデータを集計している。このうち，飼料産品認証を採用

表3-7　変数の属性と特徴

変　数	変数の属性 (定義／単位)	平均値	標準誤差	最小値	最大値
地域の 人口数	連続変数 (万人)	4,329.9	2,661.4	543	9,717
GDP／ POP	連続変数 (元／人)	16,119.6	11,051.0	4,892.4	51,321.7
地域の飼料 生産量	連続変数 (トン)	3,577,437	3,072,116	98,530	1.24e + 07
地域の飼料 企業販売 金額	連続変数 (万元)	876,775.5	725,398.6	14,272	2,914,704
地域の飼料 企業の数	連続変数 (軒)	517.3	401.7	34	1,678
東部地域	ダミー変数 (東部=1, その他=0)	0.4	0.5	0	1
中部地域	ダミー変数 (中部=1, その他=0)	0.3	0.5	0	1

した企業数は45社で，全体の3.98％を占めている。この確率モデルの従属変数はダミー変数であり，飼料企業がこの認証を採用するか否かを示している。採用すれば1，採用していない場合は0とする。このモデルの説明変数は10変数を含んでいる。その基本的な特徴は表3-8に示されている。

表3-8 説明変数の設置と基本的な特徴

説明変数	変数の属性 (定義/単位)	平均値	標準誤差	最小値	最大値
国有または集団企業	ダミー変数 (国有または集団＝1、その他＝0)	0.05	0.23	0	1
外資企業	ダミー変数 (外資＝1、その他＝0)	0.07	0.25	0	1
私営独資	ダミー変数 (私営＝1、その他＝0)	0.11	0.31	0	1
企業の年間生産量	連続変数 (単位:トン)	47,074.26	57,215.85	10,000	620,583
企業年間生産量の平方	連続変数 (単位:トン^2)	5.49e+09	2.08e+10	1.00e+08	3.85e+11
地域で認証を採択した企業数	連続変数 (単位:社)	1.5	8.76	0	8
地域における企業数	連続変数 (単位:社)	741.27	449.34	34	1,678
地域における企業数の平方	連続変数 (単位:社^2)	751,204.6	832,303.5	1,156	2,815,684
地域における企業の平均規模	連続変数 (単位:トン)	9,159.6	6,020.09	2,403.17	29,468.21
地域における企業の平均規模の平方	連続変数 (単位:トン^2)	1.20e+08	1.71e+08	5,775,230	8.68e+08
東部地域	ダミー変数 (東部＝1、その他＝0)	0.74	0.44	0	1
中部地域	ダミー変数 (中部＝1、その他＝0)	0.12	0.32	0	1
地域における総生産量	連続変数 (単位:トン)	6,006,141	3,907,966	98,530	1.24e+07

7. 計測結果

(1) 地域の特徴が飼料産品認証を採択する企業数へ与える影響

本章では，Negative Binomial Distribution モデルを採用してどのような特徴を持つ地域において認証を採択した企業の数が多いかについて検討する。その計測結果は表3-9の通りである。この方程式の適合度は非常に良い（Prob>chi^2=0.0035）。

表3-9で示すように，モデルの中で地域の人口数は有意な結果を示している。これは次のように理解できる。すなわち，地域の人口数が多ければ多いほど，食品の消費が多く，個人により選ばれる食品の種類と品質に差がでる。それに対応して取引企業の要求を満たすために，飼料企業はその製品の安全性を向上させて飼料産品認証を採択するインセンティブが出てくる。

地域における飼料企業の販売金額も有意な結果を示している。企業の販売金額が高ければ高いほど，当該地域で認証を採択する企業数は多くみられる。そのほか，地域における飼料生産の状況について，地域における飼料企業の数と年間生産量が有意な結果を示しているが，同地域における飼料産品認証を採択した企業数に対してマイナスの影響を与えている。その原因としては，地域における飼料企業の数が多いほど，飼料の生産総量も高くなっており，当該地域の飼料市場は完全競争市場に近づくようになる。ミクロ経済学市場理論によると，完全競争商品の市場での企業数は最多で，バランスがとれた市場では，生産量は最高になる。よって，市場構造は，完全競争市場に近づくと，当該地域企業を認証する可能性が少なくなると結論付けられた。完全競争市場の商品は，ほぼ同品質で，商品の価格は完全に市場に決められ，企業も市場価格に従うしかない。そのため，企業側は認証に興味をなくして意欲を欠く。それに対して，完全競争市場の企業の規模が小さいほど，企業資金や専門技術が低く，認証の条件に従うことが難しくて結果，地域の認証企業

表3-9 Negative Binomial Distributionモデルによる計測結果

説明変数	各地域における飼料産品認証を採択した企業数			
	係数	標準誤差	Z値	P値
地域の人口数	0.000511	0.0002369	2.16	0.031**
GDP／POP	0.000586	0.0000427	1.37	0.170
地域の飼料生産量	−8.94e−07	3.99e−07	−2.24	0.025**
地域の飼料企業販売金額	4.22e−06	1.58e−06	2.67	0.008***
地域の飼料企業の数	−0.021519	0.0012131	−1.77	0.076*
東部地域	0.564325	0.9963946	0.57	0.571
中部地域	0.6110935	0.7995309	0.76	0.445
常数項	−2.296546	1.079071	−2.13	0.033
Lnalpha	−0.0926836	0.4419352		
Alpha	1.097115	0.4848536		
標本数	30			
LR chi^2 (10)	21.23			
Prob＞chi^2	0.0035			
Pseudo R^2	0.1497			
Log likelihood	−60.264044			

注：Likelihood-ratio test of alpha=0: chibar^2 (01) =42.11, prob＞=chibar^2=0.000
 *，**と***はそれぞれt値が10％，5％と1％の水準で統計的に有意であることを示す。

数は少なくなる。

(2) 企業が認証を採用する影響の要因

次に，probitモデルを利用して，どのような特徴を持つ企業が飼料産品認証を採用するかを分析した。計測結果は表の3-10の通り，この方程式の適合度は非常に良い（Prob＞chi^2＝0.0000）。

表3-10を見ると，企業の生産量と生産量の平方は，企業が飼料産品認証を採用するのに顕著に影響を与えている。生産量は，企業が認証を行うかどうかの判断時に，大きな影響を与える。生産量の平方の係数はマイナスで，企業の飼料産品認証を採択すると生産量の関係は逆U字曲線になる。当該企業は，生産量が344,000トンになる時に，企業の飼料産品認証を採択する確率が一番高い。表3-8のデータから企業の平均生産量は47,074.26トンであるので，実際の生産量が企業の飼料産品認証を採択する最適なレベルには届いていないことがわかる。換言すれば，企業が飼料産品認証を採択する確率と生産量との関係は，逆U字曲線の左側にあるから，企業の規模レベルが高いほど，飼料産品認証を採択する余地が十分あり，専門的な生産と運営管理レベルも高くなる可能性がある。

この計測結果から以下のことが明らかとなった。まず，地域の企業数の平方が企業の飼料産品認証を採用するのに顕著な影響を与えていることである。表3-9で示したように，企業が飼料産品認証を採択する確率は当該地域の企業数とマイナスの非線形の関係がある。すなわち，地域の企業数が多いほど，企業が認証を受ける意欲が弱くなる。一般的に，地域企業数から企業所在の市場構造が推測できる。地域企業数が多いほど，市場構造は完全競争市場に近づくようになる。次に，企業の所有権形態は企業の飼料産品認証を採択する確率に顕著な影響を与えていない。その原因としては，市場改革後，企業経営の目的が自分の利益の最大化にあることがあげられる。最後に，地域における認証企業数は，企業の飼料産品認証を採択するのに顕著な影響を与えている（1％水準で有意）。すなわち，地域認証された企業数が多いほど，他の企業が飼料産品認証を行う意欲が強くなる。

表 3-10 probit モデルによる計測結果

変数	係数	dF/dx	Z値	P値
国有または集団企業	−0.270	−0.0089389	−0.80	0.424
外資企業	0.157	0.0077431	0.56	0.572
私営独資	0.209	0.0106225	0.69	0.490
企業の年間生産量	0.0000112	4.78e−07	4.82	0.000***
企業年間生産量の平方	−1.63e−11	−2.48e−13	−2.94	0.003***
地域で認証を採択した企業数	0.088982	0.0037892	4.53	0.000***
地域における企業数	−0.0017636	−0.0000751	−1.45	0.148
地域における企業数の平方	9.81e−07	4.18e−08	2.02	0.043**
地域における企業の平均規模	−0.0000869	−3.07e−06	−0.53	0.599
地域における企業の平均規模の平方	1.01e−09	4.28e−11	0.20	0.842
東部地域	−0.0300395	−0.0012596	−0.10	0.923
中部地域	−0.0978395	−0.0038503	−0.24	0.812
地域における総生産量	−3.95e−8	−1.68e−09	−0.42	0.675
定数項	−1.869121	—	−1.98	0.048
標本数		1129		
LR chi^2 (13)		70.21		
Prob>chi^2		0.0000		
Pseudo R^2		0.1857		
Log likelihood		−153.99303		

注：連続変数の限界効用は当該変数の平均値で，ダミー変数の限界効用はその変数が0から1まで変動することで試算している。

と*はそれぞれ t 値が5％と1％の水準で統計的に有意であることを示す。

8. 結　　論

本章では，2つの異なる計量モデルを用いて，マクロとミクロの両面から，地域の特徴と飼料企業が飼料産品認証を採択することとの関係を分析した。得た結論は以下の通りである。

まず，マクロからみると，地域企業管理レベル，市場規模及び地域飼料生産状況が，飼料産品認証を受けた企業数に顕著に影響を及ぼしている。企業の管理レベルが高く，市場規模が大きい地域ほど，飼料産品認証を受けた企業数が多い。ある地域における飼料市場が完全競争状況になると，その地域における飼料企業は認証取得に対する意欲が低くなる。

次に，ミクロから見た場合，企業の規模・企業が置かれている市場構造，及当該地域における認証取得の企業数は，企業の飼料産品認証を採択するのに顕著に影響を及ぼしている。すなわち，企業の生産量が多く，規模も大きく，地域における飼料産品認証を受ける企業数が多いほど，その地域における企業が飼料産品認証を受ける可能性が大きくなる。企業の所有権形態は企業の飼料産品認証の採択確率に顕著な影響を及ぼしていない。

現在，中国では，認証を受けた飼料企業の数は45社しかなく，安全な飼料の生産については，まだ初期段階にある。飼料の安全性を求めてその認証を受ける飼料企業の数を増加させるためには，次の5つを提案する。

まず，消費者の安全意識を培って飼料の安全性の認識を宣伝する。次に，品質安全認証の市場雰囲気を重視するとともに，飼料企業の飼料産品認証を促進する。第3に，飼料企業の規模を拡大して生産技術と管理レベルを向上させて，飼料の品質を保障する。第4に，既に信頼と知名度を有する企業に対し，積極的に認証の取得を勧めることで，その他の企業も認証を受けるように誘致して認証制度を推進する。更に第5に，

認証企業には特別優遇として，地方政府による財政支援や税金減免を行うべきであろう。

いずれにせよ，中国が今後整備するべき検査体制としては，国際レベルの基準の確立，輸出食品の全プロセスに関する監督・管理である。中国の安全性に関する法制度は今後先進国が制定している基準に一致させる方向で検討されよう。食品の安全性への対策としては，消費者の意向を反映しつつ，法の整備，企業の安全性管理・指導は，政府主導で行われるべきである。

参考文献

Carlsson, M. and D. Carlsson, 1996, Experiences of Implementing ISO9000 in Swedish Industry. International Journal of Quality & Reliability Management, Volume13, No.7, pages36-47.

Guler, Isin, Mauro F. Guillén, John Muir Macpherson, 2002, Global Conpetition, Institutions and the Diffusion of Organizational Practices: The International Spread of ISO9000 Quality Certificates. Administrative Science Quarterly, Volume47, Issue2, pages207-232.

Henson, Spencer and Georgina Holt, 2000, Exploring Incentives for the Adoption of Food Safety Controls: HACCP Implementation in the U.K. Dairy Sector. Review of Agricultural Economics, Vol. 22, No. 2, Autumn-Winter, pages407-420.

Henson, S. and M. Heasman, 1998, Food Safety Regulation and the Firm: Understanding the Compliance Process. Food Policy, Volume 23, Issue 1, February, pages9-23.

Hibiki, Akira, Masato Higashi and Akimi Matsuda, 2003, Determinants of the Firm to Acquire ISO14001 Certificate and Market Valuation of the Certified Firm. University of Kitakyushu Discussion Paper, pages3-6.

王志剛，翁燕珍，楊志剛，鄭風田，2006，食品加工企業のHACCP認証制度を採択する効率性：中国482社食品加工企業からの証拠，中国軟科学，第9期，69-75頁。

大島一二，2009，中国農業・食品産業の発展と食品安全問題—野菜における安全確保への取り組みを中心に—，http://iccs.aichi-u.ac.jp/archives/200907/010/4a67c1db742c6

高陽，楊薇，王佳江，侯長希，王海岩，2009，中国における食品安全性の状

況，問題及び対策，中国食物と栄養，第1期，16-17頁。

鄭風田，張瑩，2004，中国における食品加工企業の HACCP 採択の動力的メカニズムに関する分析，グローバル食品安全性（北京）フォーラム論文集，495-521頁。

第 4 章

農業者と消費者の食の安全意識
―― 予備調査に基づく比較分析

南石晃明

1. はじめに

　食の安全性やリスクに関する意識は，性別，年齢，子供の有無，所得等によって影響を受けることが知られている（例えば，澤田（2004），磯島（2009）など）。また，職業や立場によっても影響を受けると考えられる。例えば，農産物を生産する農業者と農産物を食品として消費する消費者とでは，異なった意識を持つと考えられる。さらに，農業・食品関連の業務に携わる公務員や農協の職員は，農産物の消費者ではあっても，その他の一般市民とは農業・食品関連の知識も立場も異なるために，異なる意識を持つと考えられる。このような職業や立場による意識の違いを知ることは，食の安全に関わる諸問題を解決するための前提条件と言える。そこで，本章では，日本における予備調査結果に基づいて，農業者，公務員・農協職員，一般市民という職業・立場の異なるステークホルダーの食の安全意識の違いと共通点について述べる。

　本章では，食の安全性やリスクに対する農業者，公務員・農協職員，一般市民の意識など，換言すれば，主観的な認識を対象にしている。これら各主体の主観的な認識は，各主体の実際の行動を決定づける要因のひとつであり，食の「リスク・コミュニケーション」のあり方を考える際にも参考になる。

　なお，食の安全性やリスクに関する意識や安全確保対策は，国や地域

によっても異なる。日本，中国，韓国における最新動向と課題については，南石（2010）を参照されたい。

2. 調査の対象と方法

本章では，筆者らが2008年7月から2009年2月の期間に実施した「食品安全性に関する意識調査」（予備調査）の結果を用いる。この予備調査は，日本や中国など東アジアにおける消費者，農業者，農業関係機関職員等の食の安全意識の国際比較予備調査の一環として実施したものであり，中国における調査結果の一部は，南石（2010）においても紹介している。本章で対象とする調査票（無記名）は多肢選択式であり，回答者属性10問を含み全体で51問から構成されている（A4サイズ8ページ）。調査対象者は，筆者が講演を行ったシンポジウムや研修会の参加者である（表4-1）。

全回答者285人の職業・属性を見ると，「公務員・教職員・団体職員」と「農林漁業」が多く，「自営業（工業・商業・サービス業等）」，「学生」，「定年後で無職」，「主婦」，「会社員」，「パートまたはアルバイト」の順に回答者が多い（図4-1）。本章ではこのうち職業の回答が行われた249人（有効回答数合計）を分析の対象とする。なお，シンポジウムや研修会の参集範囲を考慮して，「公務員・教職員・団体職員」は「公務員・農協職員等」（有効回答数108人，有効回答数合計の43.4％），「農林漁業」は「農業者等」（69人，27.7％）と表記する。また，その他の職業・属性の回答者は人数が少ないため一括して，「その他一般市民」（72人，28.9％）と表記する。ただし，一部の回答者は複数の職業を選択しているため，「農林漁業」の選択者は「農業者等」，それ以外の「公務員・教職員・団体職員」の選択者は「公務員・農協職員等」，それ以外の職業の選択者は「その他一般市民」に分類している。

本調査は予備調査であり，調査結果は暫定的なものである。調査場所

第4章 農業者と消費者の食の安全意識　87

表 4-1　本章で用いる予備調査の概要

年月日	対象者	場所	有効回答数（回答者数）	回答者の主な職業（構成比40％以上）
2008年7月31日	九州大学公開講座「食と農を考える」参加者	福岡市	37人（42人）	公務員・農協職員等，その他一般市民
2008年10月11日	日中学術シンポジウム「東アジアにおける食料の安全性と農業環境資源リスク」参加者	福岡市	67人（69人）	公務員・農協職員等，その他一般市民
2008年12月12日	農業委員会福岡地区連絡協議会講演会「世界の食料事情と中国の動向」	福岡市	100人（129人）	農業者等，公務員・農協職員等
2009年2月13日	栃木県GAPセミナー参加者	宇都宮市	45人（45人）	公務員・農協職員等，農業者等
		合計	249人（285人）	

注：本予備調査は，「前原市認定農業者総会（講演：世界の食料事情とこれからの農業経営）」（2009年7月30日）においても実施（前原市，46人回答）している。しかし，「農業委員会福岡地区連絡協議会講演会」（2008年12月12日）の回答者と一部重複しており，無記名式のため重複者が特定できないため，本章の分析から除外している。

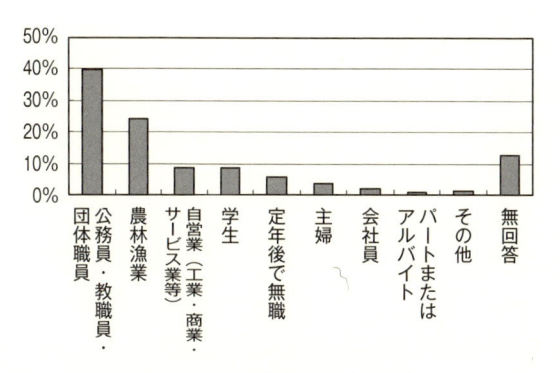

図 4-1　全回答者の職業の分布

は，福岡県および栃木県であり，地域的な影響を受けている可能性がある。また，調査期間中には，食の安全に関わる事件・事故が生じており，調査結果がその影響を受けている可能性がある。例えば，2008年9月には「事故米不正転売事件」が発生している。この事件は，農林水産省が，農薬（メタミドホスなど）が残留している米や，発がん性のあるカビが発生している米を，工業用（非食用）として米穀加工業者に売却したものであり，米の安全性の要因や発生場所の回答に影響した可能性がある。

3. 調査結果および考察

(1) 食品の安全性に対する意識

食品の安全性に対して，農業者等，公務員・農協職員等，その他一般市民は，それぞれどのような意識をもっているのであろうか？「あなたは普段から食品の安全性に対して関心を持っていますか？」という質問に対して，「かなり関心をもっている」のは農業者等の73.9％，公務員・農協職員等の54.6％，その他一般市民の58.3％である（図4-2）。また，「やや関心をもっている」のは，それぞれ23.2％，41.7％，36.1％であり，農業者等の関心が高い傾向が明瞭である。公務員・農協職員等とその他一般市民の関心の傾向はほぼ完全に一致している。公務員・農協職員等とその他一般市民の食品の安全性に対する関心は高いが，農業者等の関心の高さはそれを上回っている。食品の生産を実際に行っている農業者等にとって，生産物の安全性は経営状況，ひいては生活に直結する事項であり，関心の高さはある意味当然のことと言える。

それでは，食品に対する安心度はどうであろうか？「あなたは日頃買っている食品に対してどの程度，安心感を持っていますか？」という質問に対する回答を見ると，「かなり安心している」とする回答は，その他一般市民（20.8％），農業者等（20.3％），公務員・農協職員等

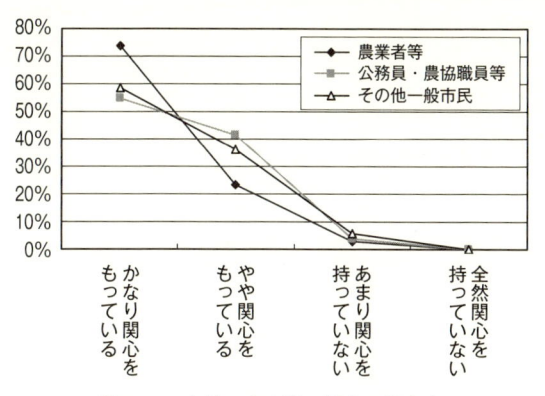

図 4-2　食品の安全性に対する関心度

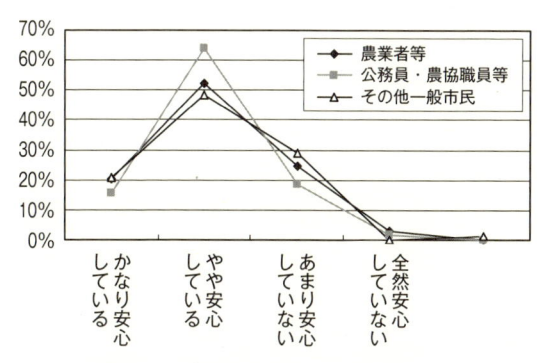

図 4-3　食品の安全性に対する安心度

(15.7 %) の順に高い（図 4-3）。「やや安心している」とする回答は，公務員・農協職員等 (63.9 %) が，その他一般市民 (48.6 %) や農業者等 (52.2 %) よりも多いが，回答パターンに大きな差異は見られない。これは購入している食品に対する質問であり，農業者等もその意味では，消費者の立場で回答しており，回答パターンが類似していると考えられる。

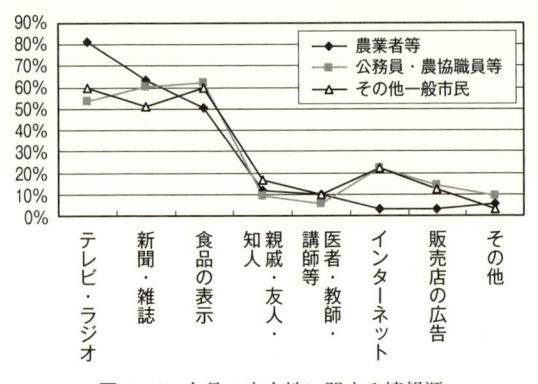

図4-4 食品の安全性に関する情報源

　このような食品の安全性に関する意識は，どのような情報に基づいて形成されたのであろうか？「あなたは食品の安全性に関する情報をどこから入手していますか？（最大3肢選択）」という質問に対する回答を見ると，農業者等は「テレビ・ラジオ」（81.2％），「新聞・雑誌」（63.8％），「食品の表示」（50.7％），「親戚・友人・知人」（11.6％），「医者・教師・講師等」（10.1％）の順に多くなっている（図4-4）。公務員・農協職員等やその他一般市民は，農業者等とやや異なる傾向も見られる。例えば，公務員・農協職員等では，農業者等に比較し，「テレビ・ラジオ」（53.7％）の割合が低く，「食品の表示」（62.0％），「インターネット」（22.2％），「販売店の広告」（13.9％）の割合が高い傾向がみられる。農業者等の日頃利用しているメディア別の利用状況を反映した結果になっている。

　これらの情報源に対する信頼性はどうであろうか。「食品の安全情報に関しては，あなたは誰の情報を信じますか？　主なもの3つを選んでください（最大3肢選択）」という質問に対する回答は，農業者等では，「政府（農林水産省，厚生労働省等）」（49.3％）が最も高く，「生産者・

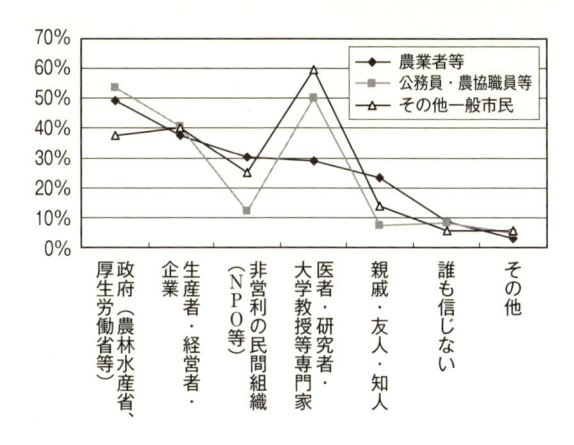

図4-5 食品の安全の情報源に対する信頼性

経営者・企業」(37.7％),「非営利の民間組織（NPO等）」(30.4％),「医者・研究者・大学教授等専門家」(29.0％),「親戚・友人・知人」(23.2％)の順になっている（図4-5）。公務員・農協職員等やその他一般市民の回答パターンは,「医者・研究者・大学教授等専門家」（それぞれ50.0％, 59.7％）に対する信頼性が高く,「親戚・友人・知人」(7.4％, 13.9％)が低い点が類似している。また, 公務員・農協職員等では「非営利の民間組織（NPO等）」(12.0％)の信頼性が低い傾向がある。

食品安全確保のための政府・行政の政策に対する信頼性についてはどうであろうか？「あなたは, 食品安全性確保のための政府・行政の政策に対して, どの程度信頼できると思いますか？」という質問に対する農業者等, 公務員・農協職員等, その他一般市民の回答パターンはほぼ同じである（図4-6）。三者とも,「やや信頼できる」（それぞれ46.4％, 44.4％, 52.8％）が最も多く,「やや信頼できない」(20.3％, 26.9％, 23.6％)がこれに次いでいる。

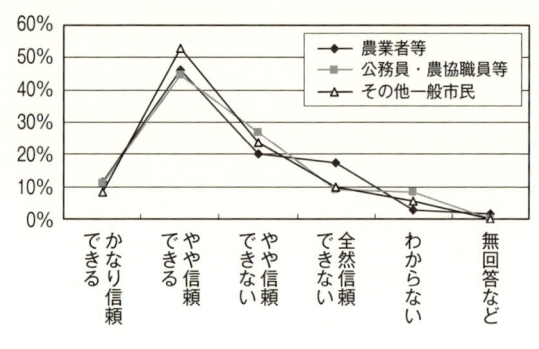

図 4-6　政府・行政の政策に対する信頼性

(2) 国産農産物と輸入農産物に対する安全性の評価

 以下では，国産農産物と輸入農産物に対する安全性の認識について述べる。具体的には，野菜と米を対象にして農業者等，公務員・農協職員等，その他一般市民の意識について述べる。まず，「国産野菜の安全性をどのように感じますか？」という質問に，半数以上の農業者等は，「かなり安全性がある」（50.7％）と回答し，これに次いで「やや安全性がある」（37.7％）が多く，「やや安全性がない」（1.4％），「全然安全性がない」（1.4％）はほとんど回答がなかった（図4-7(a)）。これに対して，公務員・農協職員等やその他一般市民では，「やや安全性がある」（それぞれ57.4％，59.7％）が最も多く，これに次いで「かなり安全性がある」（36.1％，30.6％）が多い。

 輸入野菜に対する同様の質問では，農業者等は，「やや安全性がない」（34.8％），「全然安全性がない」（31.9％）とする回答が多く，「やや安全性がある」（11.6％）とする回答は約1割，「かなり安全性がある」（0.0％）は皆無である（図4-7(b)）。公務員・農協職員等やその他一般市民でも「やや安全性がない」（それぞれ，54.6％，36.1％）が最も多いが，公務員・農協職員等では，「やや安全性がない」が5割を超え，

(a) 国産野菜

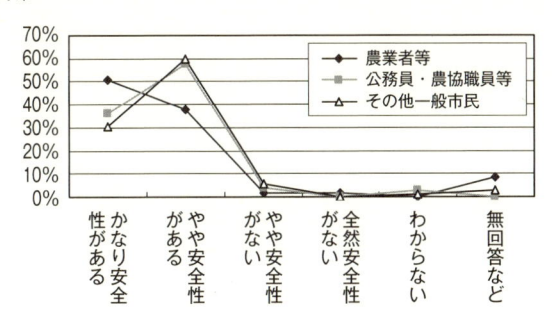

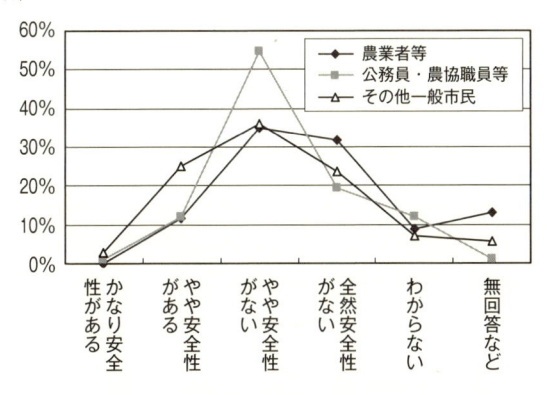

図 4-7 野菜の安全性に対する認識

(b) 輸入野菜

　その他一般市民では「やや安全性がある」（25.0％）が1/4に達している点が特徴的である。自ら農産物の生産に関わる生産者が，国産農産物の安全性を高く評価していることは，当然のことといえる。

　以下では，米についての調査結果を述べる。「国産米に対して，どの程度安全性を感じていますか？」という質問に，2/3の農業者等は「かなり安全性がある」（65.2％）と回答しており，これに次いで「やや安

全性がある」(23.2％)の回答が多く,「やや安全性がない」(1.4％)は僅かであり,「全然安全性がない」(0.0％)は皆無である(図4-8(a))。公務員・農協職員等の回答パターンもこれに類似しているが,「安全性がある」(54.6％)が低下し,「やや安全性がある」(39.8％)が増加している。さらに,その他一般市民では,「かなり安全性がある」(38.9％)よりも,「やや安全性がある」(54.2％)の方が多くなる。米に対する農業者等とその他一般市民の安全性に対する認識は,野菜と同様のパターンであるが,公務員・農協職員等は野菜に比較し国産米の安全性をより高く評価している。

輸入米に対する同様の質問では,農業者等は,「全然安全性がない」(43.5％)とする回答が4割を超えており,これに次いで「やや安全性がない」(30.4％)が多く,「やや安全性がある」(7.2％)や「かなり安全性がある」(4.3％)は合計で1割程度である(図4-8(b))。これに対して,公務員・農協職員等やその他一般市民も同様の回答では,「やや安全性がない」(それぞれ57.4％,52.8％)が最も多く,「全然安全性がない」(29.6％,22.2％)よりも多くなっている。品目別にみれば,農業者等では,輸入野菜に比較し,輸入米の安全性の評価が低くなっているが,公務員・農協職員等やその他一般市民でもややそのような傾向が見られる。

農業者等は,公務員・農協職員等やその他一般市民に比較し,国産農産物(野菜,米)の安全性をより高く,そして輸入農産物をより低く評価している。また,品目別に見れば,野菜に比較して,米においてその傾向がより強く表れている。この点は,主食としての米に対する生産者の特別な思いが影響している可能性もある。

(3) 農産物の安全性を損なう要因と場所

以下では,農産物の安全性を損なう要因と場所に対する認識について述べる。具体的には,野菜と米を対象にして,リスクの発生する原因

(a) 国産米

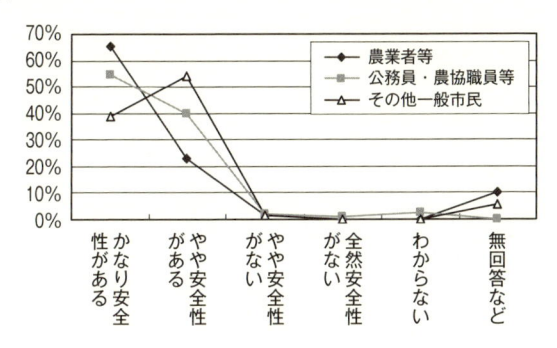

(b) 輸入米

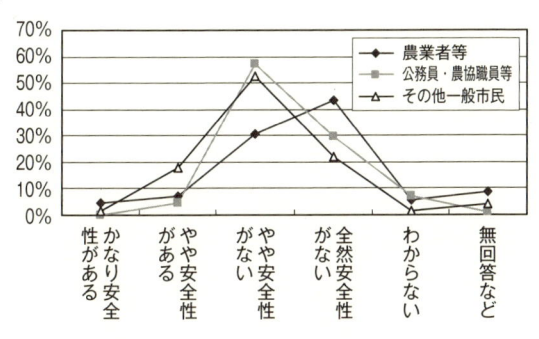

図4-8 米の安全性に対する認識

(危害要因) や場所に対する農業者等，公務員・農協職員等，その他一般市民の意識や理解について述べる。

以下では，まず野菜を対象にした調査結果を示す。「野菜の安全性を損なう重要な要因は何だと思いますか？」という質問に対して，農業者等では，「農薬残留」(60.9％) が最も多く，「重金属汚染」(18.8％)，「遺伝子組換え品種」(13.0％)，「細菌の繁殖・腐敗」(13.0％)，「不純物混入」(2.9％)，「添加物」(1.4％) の順になっている (図4-9)。公

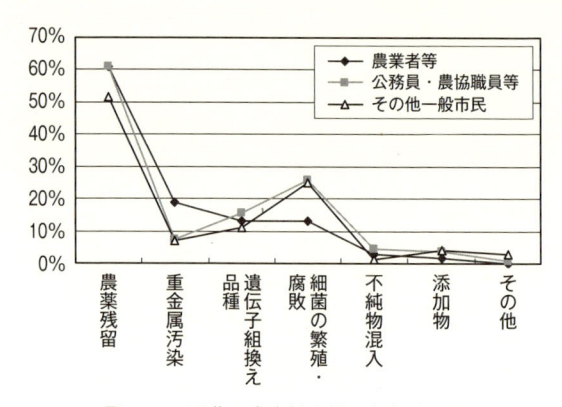

図 4-9 野菜の安全性を損なう危害要因

務員・農協職員等やその他一般市民も,「農薬残留」(それぞれ 61.1 %, 51.4 %) に対する回答が最も多い点は共通しているが, 他の危害要因についてはリスクの認識に違いが見られる。例えば, 公務員・農協職員等やその他一般市民では,「農薬残留」に次いで,「細菌の繁殖・腐敗」(25.9 %, 25.0 %) が多い。食中毒事件数などの統計データでは,「細菌の繁殖・腐敗」は食品の危害要因として最も重要なものであるが, 職業や品目 (後述の米の結果を参照) に関わりなく,「農薬残留」の割合が特に高い点は注目に値する。

次に, 野菜 (国産, 輸入) の安全性を損ねる場所はどのように認識されているのであろうか? 国産野菜を対象に,「生産・流通で, 衛生面・安全性で問題が生じやすいのはどの段階だと思われますか? (多肢選択)」という質問に対する回答を以下に示す。農業者等では,「流通での加工段階」(56.5 %),「農場での栽培段階」(55.1 %),「小売店での保管・販売段階」(20.3 %),「農場での収穫段階」(2.9 %),「輸送の段階」(2.9 %) の順に高い (図 4-10 (a))。これに対して, 公務員・農協職員等やその他一般市民では,「農場での栽培段階」(61.1 %, 63.9 %)

（a）国産野菜

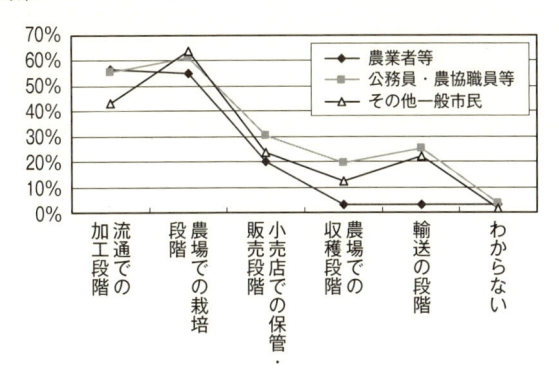

（b）輸入野菜

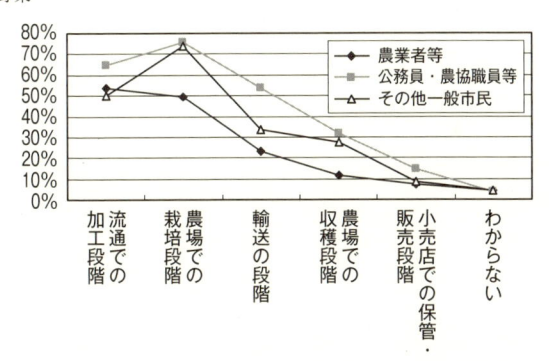

図4-10 野菜（国産，輸入）の安全性を損なう場所

が最も多く，これに次いで，「流通での加工段階」（55.6％, 43.1％），「小売店での保管・販売段階」（30.6％, 23.6％）が多くなっている。

輸入野菜を対象にした同じ質問では，農業者等の回答は，「流通での加工段階」（53.6％），「農場での栽培段階」（49.3％），「輸送の段階」（23.2％），「農場での収穫段階」（11.6％），「小売店での保管・販売段階」（7.2％）の順となる（図4-10(b)）。公務員・農協職員等やその他

一般市民では,「農場での栽培段階」(75.9％, 73.6％)が最も多く, これに次いで,「流通での加工段階」(64.8％, 50.0％),「輸送の段階」(53.7％, 33.3％)が多くなっている。国産野菜に比較し, 輸入野菜の方が「輸送の段階」で安全性が損なわれるとする回答が増加している点が共通しているが, これは, 一般に輸入野菜では輸送時間が長時間になるためと思われる。

すでに示したように, 農業者等は, 国産野菜の安全性が高く, 輸入野菜の安全性が低いと, 公務員・農協職員等やその他一般市民よりも強く感じている。しかし, 輸入野菜においても国産野菜においても, 農業者等は,「衛生面・安全性で問題が生じやすい場所」として, 第1に「流通での加工段階」, 第2に「農場での栽培段階」をあげている点は注目に値する。これに対して, 公務員・農協職員等やその他一般市民は, 国産・輸入を問わず, 第1に「農場での栽培段階」, 第2に「流通での加工段階」をあげている。

以下では米を対象にした調査結果を示す。「米の安全性を損なう危険な項目は何だと思いますか？（最大3肢選択)」という質問に対する回答を以下に示す。農業者等では,「農薬残留」(72.5％)が最も多く,「遺伝子組換え品種」(36.2％),「重金属汚染」(36.2％),「品質劣化・変質（古米)」(18.8％),「添加物」(15.9％),「不純物混入」(14.5％)の順になっている（図4-11)。公務員・農協職員等やその他一般市民も,「農薬残留」(それぞれ67.6％, 69.4％)に対する回答が最も多い点は共通しているが, 他の危害要因についてはリスクの認識に違いが見られる。例えば, 公務員・農協職員等やその他一般市民では,「農薬残留」に次いで,「重金属汚染」(51.9％, 41.7％),「不純物混入」(44.4％, 27.8％)が多い。また, 全体的な傾向としては, 公務員・農協職員等は,「重金属汚染」,「不純物混入」,「品質劣化・変質（古米)」等の危害要因に対して, 農業者等よりも高いリスクを認識しているが, これは, 業務上, 危害要因に対する情報に触れる機会が多いためと考え

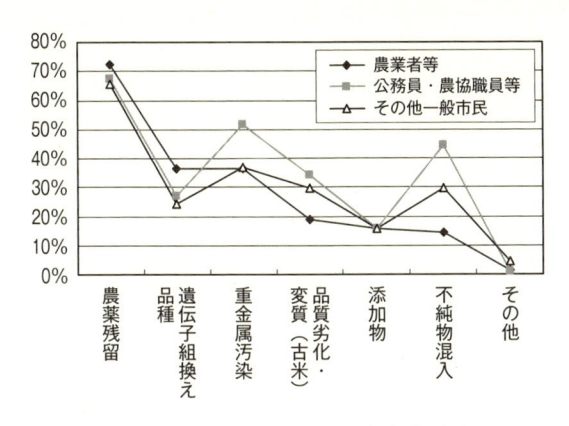

第4章 農業者と消費者の食の安全意識　*99*

図4-11　米の安全性を損なう危害要因

られる。

　次に，米の安全性を損ねる場所はどのように認識されているのであろうか？　「米の生産・流通で，衛生面・安全性で最も問題が生じやすいのはどの段階だと思いますか？（最大3肢選択）」という質問に対する回答を以下に示す。農業者等では，「流通での加工段階」（47.8％），「小売店での保管・販売段階」（43.5％），「農場での栽培段階」（39.1％），「輸送の段階」（7.2％），「農場での収穫段階」（4.3％）の順に高い（図4-12）。公務員・農協職員等やその他一般市民も，「流通での加工段階」（それぞれ75.9％，56.9％）が最も多い点は共通しているが，「農場での栽培段階」（43.5％，50.0％）がこれに次いで多くなっている点が，農業者等と異なる。なお，公務員・農協職員等では，特に「流通での加工段階」が多くなっているが，これは「事故米不正転売事件」（2008年9月）の影響があると思われる。

(4) 農産物の栽培方法と安全性

　以下では，農産物の栽培方法が品質や安全性に及ぼす影響に対する認

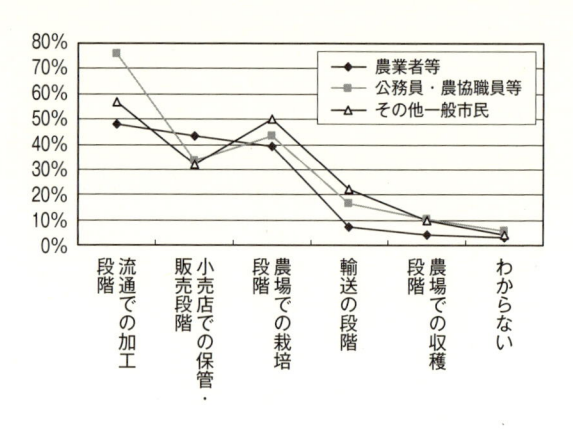

図 4-12 米の安全性を損なう場所

識について述べる。具体的には，慣行栽培，特別栽培，有機栽培に対する理解やこれらの栽培法に対する農業者等，公務員・農協職員等，その他一般市民の意識や理解について述べる。農産物（野菜，米）の安全性の判断基準は何であろうか？ 「野菜の安全性を判断する基準は何ですか？」という質問に対して，農業者等の6割は「生産者・産地・ブランド」（60.9％）と回答し，「栽培方法（特別栽培，有機）」（27.5％）がこれに次いで多く，「販売店」（1.4％）はごく僅かである。公務員・農協職員等やその他一般市民の回答パターンも類似している（図4-13）。米に対する同様の質問に対して，農業者等では，「生産者・産地・ブランド」（40.6％）との回答が最も多く，これに「栽培方法（特別栽培，有機）」（34.8％）が続き，「販売店」（0.0％）は皆無である。公務員・農協職員等やその他一般市民の回答パターンは野菜のパターンに類似しており，農業者等と比較すると「生産者・産地・ブランド」（それぞれ59.3％，56.9％）が多く，「栽培方法（特別栽培，有機）」（23.1％，22.2％）が少ない。

野菜では，米に比較し，農業者等や公務員・農協職員等では，「生産

(a) 野菜

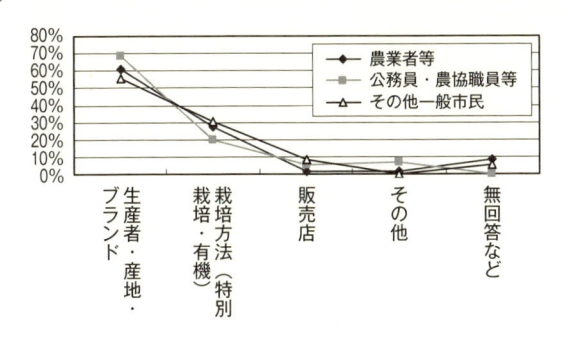

図4-13 農産物（野菜，米）の安全性の判断基準（続く）

(b) 米

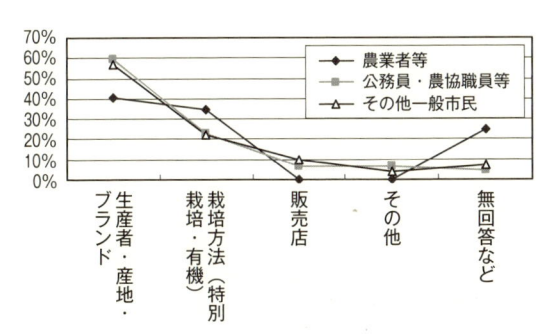

図4-13 農産物（野菜，米）の安全性の判断基準

者・産地・ブランド」を安全性の基準とする傾向がある。米においては，農業者等は，公務員・農協職員等やその他一般市民に比較し，「栽培方法（特別栽培，有機）」の影響をより強く認識しているが，野菜ではそうした傾向は見られない。

「生産者・産地・ブランド」については，具体的にイメージしやすいが，「栽培方法（特別栽培，有機）」については，イメージしにくい面がある。そこで，以下では，「栽培方法（特別栽培，有機）」についての調査結果を述べる。「有機農産物」や「特別栽培農産物」は，「農林物資の

規格化及び品質表示の適正化に関する法律（JAS法）」（平成21年10月27日改正）や「特別栽培農産物に係る表示ガイドライン」（平成19年3月23日改正）によって以下のように定められている。以下では，「有機農産物」を生産するための栽培法を有機栽培，「特別栽培農産物」を生産するための栽培を特別栽培，その他の一般に広く導入されている栽培を慣行栽培とよぶ。

有機農産物（概要）：化学的に合成された肥料及び農薬の使用を避けることを基本として，次のような厳しい基準に従い生産された農産物。①使用禁止資材（国が定めた農薬・肥料・土壌改良資材など）を一定期間（3年）使用していない栽培をすること。②組換えDNA技術を用いた種子等を用いないで栽培をすること。③その他（省略）

特別栽培農産物（概要）：次の①及び②の要件を満たす栽培方法により生産された農産物。①当該農産物の生産過程等における節減対象農薬の使用回数が，慣行栽培レベル（当該地域の一般的水準）の5割以下であること。②当該農産物の生産過程等において使用される化学肥料の窒素成分量が，慣行栽培レベルの5割以下であること。

　上記のような栽培方法の説明を示し，その認知度・理解度について，「特別栽培農産物や有機農産物の，国が定めた定義・意味について，その内容をどの程度ご存じでしたか？」という質問を行った。その結果，農業者等では，「少し知っていた」（58.0％）が最も多く，「よく知っていた」（18.8％）は2割にも満たない（図4-14）。また，「あまり知らなかった」（17.4％），「全く知らなかった」（2.9％）も合計で2割以上に達している。これに対して，公務員・農協職員等では，「よく知っていた」（41.7％）が最も多く，「少し知っていた」（37.0％），「あまり知らなかった」（13.9％），「全く知らなかった」（7.4％）の順になっている。その他一般市民では，「少し知っていた」（33.3％）と「あまり知らなかった」（33.3％）は同じ割合で最も多く，「全く知らなかった」

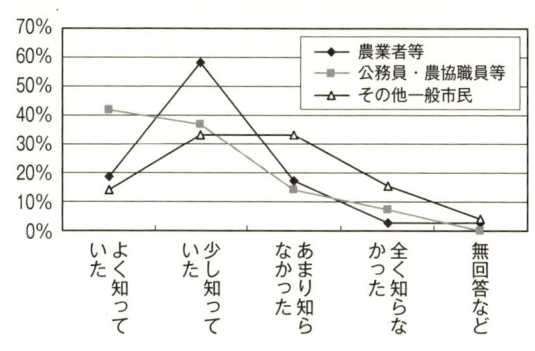

図 4-14 「特別栽培農産物」および「有機農産物」の理解度

(15.3%),「よく知っていた」(13.9%),の順である。法律やガイドラインで定められた栽培方法に関しては,業務上関連する情報に触れる機会の多い公務員・農協職員等が最も理解しており,農業者等,その他一般市民の順である。

慣行栽培,特別栽培,有機栽培といった栽培法は,農産物の安全性の評価基準の一つとして認識されている。こうした栽培法は,農産物の安全性や品質にどの程度の影響を及ぼすと認識されているのであろうか?「慣行栽培,特別栽培,有機栽培で,野菜の安全性の差異がどの程度あると感じますか?」という質問に対して,4割の農業者等は,「差異は小さい」(40.6%)と回答しており,栽培法が安全性に及ぼす影響は小さいと考えている農業者等が多いことがわかる(図4-15(a))。ただし,2割弱は「差異はやや大きい」(18.8%)としている。「差異はない」(4.3%)あるいは「差異はかなり大きい」(4.3%)とする回答もあるが,少数である。その他一般市民の回答パターンも類似しているが,農業者等に比較して,「差異はやや大きい」(30.6%)が多くなっている。これに対して,公務員・農協職員等では,「差異はやや大きい」(37.0%)とする回答が最も多くなり,「差異は小さい」(35.2%)を僅かで

(a) 安全性の差異

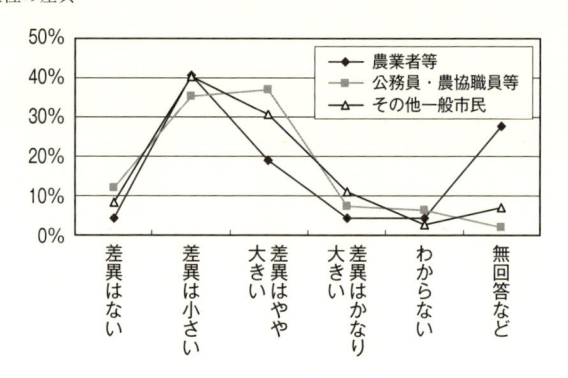

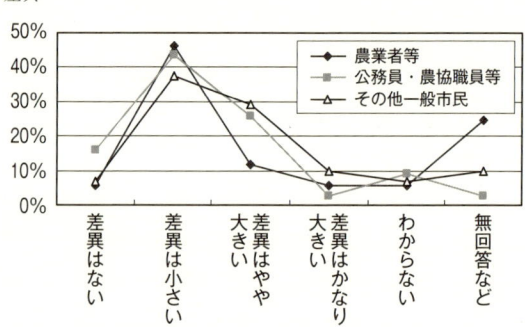

図 4-15 野菜の栽培法（慣行栽培，特別栽培，有機栽培）における安全性および品質の差異

あるが超えている。栽培法が農産物の安全性に及ぼす影響については，相対的には，農業者等よりも公務員・農協職員等が強く認識している。

品質に関してはどうであろうか？「慣行栽培，特別栽培，有機栽培で，野菜の品質（味，香り，形，ビタミン含有量等）の差異がどの程度あると感じますか？」という質問に対しても，農業者等では，「差異は

小さい」(46.4％) が最も多く,「差異はやや大きい」(11.6％),「差異はない」(5.8％),「差異はかなり大きい」(5.8％) の順である (図4-15(b))。この回答パターンは, 安全性と類似しているが, 安全性に比較し品質においては「差異は小さい」とする回答が多い。その他一般市民の品質に関する回答パターンは, 安全性に類似している。しかし, 公務員・農協職員等の回答は, 安全性では「差異はやや大きい」が最も多かったが, 品質では「差異は小さい」(31.5％) とする回答が最も多く, これに「差異はやや大きい」(25.0％) が続いている。安全性に比較し品質においては,「差異は小さい」とする回答が多く,「差異はやや大きい」とする回答は少なくなっている。

米について, 同様の質問を行った結果, 農業者等, 公務員・農協職員等, その他一般市民においていずれも, 安全性について「差異は小さい」(それぞれ, 47.8％, 46.3％, 37.5％) との回答が最も多い (図4-16(a))。これに次いで,「差異はやや大きい」(21.7％, 25.0％, 26.4％) との回答が多くなっている。品質については, 農業者等, 公務員・農協職員等, その他一般市民においていずれも,「差異は小さい」(40.6％, 45.4％, 33.3％) が最も多い (図4-16(b))。農業者等や公務員・農協職員等では, これに「差異はない」(15.9％, 21.3％),「差異はやや大きい」(8.7％, 13.9％) が次いでいるが, その他一般市民では,「差異はやや大きい」(23.6％),「差異はない」(11.1％) の順になっている。

農業者等は, 農産物 (野菜や米) の安全性や品質に対して栽培方法が大きな影響を及ぼすとは認識しておらず, 品質に対してその傾向が一層強い。公務員・農協職員等やその他一般市民も, 同様の認識をしているが, 農業者等に比較すれば, 栽培方法が農産物の安全性や品質に対して影響を及ぼすと認識している。特に, 野菜においてはその傾向が明瞭である。

(a) 安全性の差異

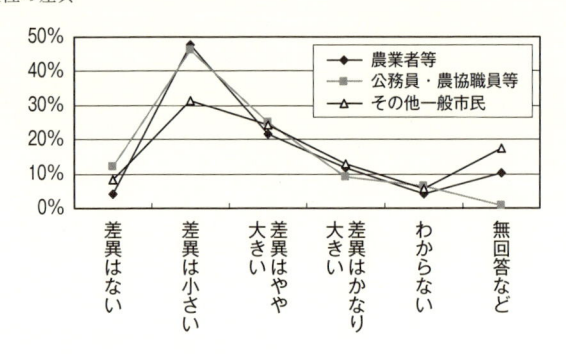

(b) 品質の差異

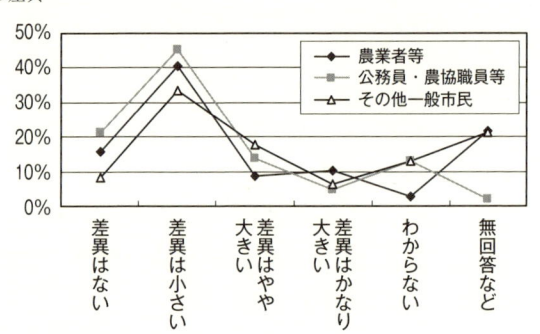

図 4-16 米の栽培法(慣行栽培,特別栽培,有機栽培)における安全性および品質の差異

4. おわりに

　以下では,調査結果の要約と考察を行うと共に,今後の課題について述べる。農業者等は,農産物の消費者である公務員・農協職員等やその他一般市民よりも「食品の安全性に対する関心度」が高い。農業者等は,食品の安全性に関する情報源として「テレビ・ラジオ」を最も利用

しており,「政府(農林水産省,厚生労働省等)」に対する信頼性が最も高い。公務員・農協職員等やその他一般市民は,農業者等に比較して,情報源としての「テレビ・ラジオ」の割合が低く,「食品の表示」,「インターネット」,「販売店の広告」の割合が高くなっており,また,「医者・研究者・大学教授等専門家」に対する信頼性が高い。このような信頼する情報源の違いを理解することは,農業者等の食の安全確保に対する取り組みを,消費者にどのように伝えるのが効果的かを考える際の前提条件となる。

国産農産物と輸入農産物に対する安全性の評価を見ると,農業者等は,国産農産物に対する安全意識が,公務員・農協職員等やその他一般市民といった消費者に比較して高く,輸入農産物に対する安全意識は低い。農産物の安全性を損なう要因については,農産物(野菜・米)にかかわらず,また職業・立場を問わず「農薬残留」の回答が特に多い。現在の我が国の化学農薬は,農薬取締法に定められた使用基準を遵守して使用すれば,安全であるというのが食品安全委員会をはじめとする専門家の見解である。また,実際の食中毒統計等を見ても,食中毒事故の主な原因は細菌に起因するものである。しかし,農業者等,公務員・農協職員等,その他一般市民は,生産者と消費者という立場の違いによらず「農薬残留」を主要因として認識している。一部には,テレビや新聞等の報道の影響を指摘する意見もあるが,その理由は必ずしも明らかでなく,今後のより詳しい調査が必要とされている。ただし,公務員・農協職員等では,農業者等に比較して,野菜では「細菌の繁殖・腐敗」,米では「重金属汚染」,「不純物混入」の回答が多くなっており,関連情報を把握しやすい立場にいることの影響が示唆されている。

農産物の安全性を損なう場所については,農業者等は,作物・生産地(国産野菜,輸入野菜,米)にかかわらず「流通での加工段階」の回答が最も多い。これに対して,公務員・農協職員等やその他一般市民は,野菜(国産・輸入)については,「農場での栽培段階」とする回答が最

も多い。このような食のリスクの発生原因や場所に対する意識の違いを理解することは，農業者等が食の安全確保のためにどのような取り組みを優先すべきかを考える際の前提条件となる。

すでに述べたように，農産物の安全性を損なう要因については，作物を問わず，「農薬残留」の回答が最も多い。しかし，そうした認識があるにもかかわらず，農業者等やその他一般市民は，作物（野菜，米）にかかわらず農産物の栽培方法（慣行栽培，特別栽培，有機栽培）による安全性の「差異は小さい」と考えている。化学農薬の安全性は向上しており，その意味では，農産物の栽培方法による安全性の「差異は小さい」という認識は妥当なものである。しかし，「農薬残留」が農産物の安全性を損なう主要因であると認識しているのであれば，何故，栽培方法による安全性の「差異は小さい」と考えるのか，こうした一見矛盾する意識の理由は必ずしも明らかではない。栽培方法に対する理解度は，共に農産物の消費者であっても公務員・農協職員等が最も高く，その他一般市民が最も低い。そのことが，「矛盾する意識」と関連しているのか，この点の解明は今後の課題としたい。

引用・参考文献

磯島昭代，2009，農産物購買における消費者ニーズ―マーケティング・リサーチによる―，農林統計協会，164pp.

澤田学［編著］，2004，食品安全性の経済評価―表明選好法による接近―，農林統計協会，224pp.

ジュリー・A. カズウェル［編著］，2002，桜井卓治・加賀爪優・松田友義・新山陽子［監訳］食品安全と栄養の経済学，農林統計協会，389pp.

永木正和・茂野隆一［編著］，2007，消費行動とフードシステムの新展開，農林統計協会，271pp.

中嶋康博，2005，食品安全問題の経済分析，日本経済評論社，240pp.

南石晃明［編著］，2010，東アジアにおける食のリスクと安全確保，農林統計出版，287pp.

南石晃明・徐芸・曽寅初，2008，食品リスク認知の日中比較のための予備調査結果，日本農業経営学会大会要旨集，pp. 222-223.

日本食品衛生学会，2009，食品安全の事典，朝倉書店，643pp.
日本リスク研究学会，2006，増補改訂版リスク学事典，阪急コミュニケーションズ，423pp.
福田晋，2008，食品の安全・安心の経済分析，九州学術出版振興センター，177pp.
松木洋一・R. ヒュルネ［編著］，2007，松木洋一・後藤さとみ［共訳］食品安全経済学―世界の食品リスク分析―，日本経済評論社，

第 5 章

韓国における農産物の安全性制度に対する消費者の信頼と改善方案

愼　鏞光・崔　志弦

1. はじめに

　韓国における農産物の消費性向は量的消費から質的消費に変化している。特に，経済成長にともなう所得水準の向上により，安全を重視した農産物の消費が増加している。親環境農業（Environmentally Friendly Agriculture）で生産された農産物の需要が持続的に増加し，2006年末には約1兆3千億ウォンの生産額を達成した。韓国の農産物市場において親環境農産物は約5％程度の市場占有率を占めている。親環境農産物以外にも GAP や履歴追跡管理制度により生産された農産物も着実に増加している。

　また，狂牛病（BSE），鳥インフルエンザ，食中毒等のように安全性と関連した事故の発生や遺伝子組換え農産物（GMO），放射線などの技術を利用した食品の増加に伴い，安全性に対する消費者の要求は今後より一層増加すると予想される。

　さらに，最近，進展している WTO および DDA と FTA などによる農産物の市場開放は，農産物の国際的な移動を増加させ，輸入農産物の安全性の確保も消費者の信頼度および国内農産物の国際競争力の確保のために重要な課題になるだろう。

　より安全な農産物の管理に対する消費者の要求が増加することに伴い，これらの要求に応じた農産物の開発，管理体系の確立，政策の転換

が必要であるが，農産物の安全性に対する消費者の信頼を回復するには未だに多くの課題が残っている。農産物の安全性と関連した国内の制度には親環境農産物認証制度，優秀農産物管理制度，HACCP認証制度，履歴追跡制度がすでに施行されているものの，多様な制度が複雑に運営されていることからこれら制度に対する消費者の認知度や信頼度は低い。

本章の目的は次のような問題を解明することにある。まず，韓国における食品の消費性向の変化を検討し，農産物の安全性に対する消費者の関心が強くなったことを検討する。次に，農産物の安全性は多様な制度の下に達成されることから，韓国における農産物の安全性に関わる制度を検討する。さらに，これらの制度に対する消費者の信頼度を評価し，これらの制度が国民の安全に対する要求を満たしているのかを検討する。最後に，消費者の信頼を確保できる農産物の安全性制度の改善方案を提案する。

2. 食品の消費支出の変化

(1) 食品の消費パターン

食品の消費は生存のために必要な栄養を充足させることから始まり，食品の消費量が飽和水準に接近する時まで増加する。また，飽和水準を過ぎると食品の消費は量的な増加が鈍化され，質的な変化が発生する。本章では，韓国における食品の消費パターンを1人当たりのカロリー供給量と単価を利用して検討した。食品の消費が量的側面から質的側面に変化した場合にはカロリー供給量の変化は小さいが，カロリー当たりの支出額の変化は大きくなる傾向を持つだろう。

韓国におけるカロリーの供給量と単価の変化は図5-1の通りである。1人当たりのカロリー供給量は1987年には2,810Kcalまで増加しているが，1990年代からカロリー供給量の増加率が鈍化し，2005年現在に

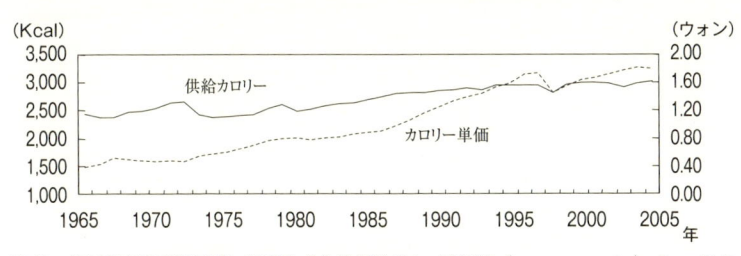

資料：韓国農村経済研究院（2005）「食品需給表」，統計庁（www.nso.go.kr），Lee, K. I., H. S. Han and E. Y. Son（2007）より作成

図5-1 1人当たり（1日）の供給カロリー及びカロリー単価（2000年実質価格）

は2,900Kcal水準に止まっている。一方，カロリーの単価は1997年発生した経済危機の時期に若干減少しているものの，持続的に増加する傾向にある。このことは韓国における食品の消費パターンが1980年代の後半までは量的に拡大し，飽食段階に到達したが，1990年代からは消費量の増加率が鈍化し，質的な向上を追求する段階に達したことを意味する。したがって，韓国における食品の消費は1980年代後半を基点に以前と異なる傾向を示しており，消費者は食品摂取から得る満腹感以外にも味，包装形態，栄養，安全性などの質的な側面に関心を持つことになった。

(2) 食料品に対する消費支出
① 食料品費が占める比率の低下

所得水準が高まるほど所得の増加に比べて食品消費の増加は相対的に少なくなり，家計費支出（または所得）の中で，食料品の比率を示すエンゲル係数もますます低くなることが一般的な現象である。韓国のエンゲル係数は1982年の0.41から，2006年には0.26まで低下している（図5-2）。所得階層を5つに分けて所得階層別のエンゲル係数の変化の

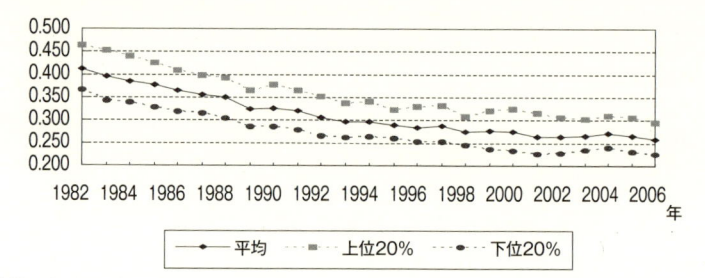

資料：統計庁（www.nso.go.kr），Lee, K. I., H. S. Han and E. Y. Son（2007）より作成

図5-2　韓国におけるエンゲル係数の推移

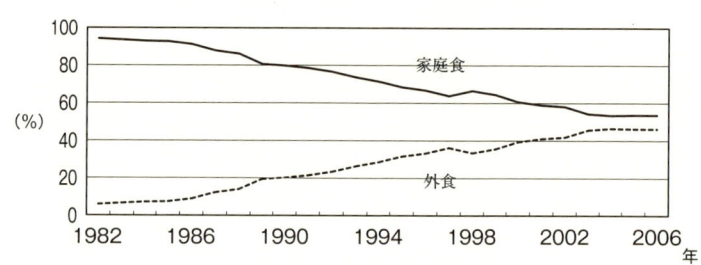

資料：統計庁（www.nso.go.kr），Lee, K. I., H. S. Han and E. Y. Son（2007）より作成

図5-3　家庭食および外食の支出の比率

推移を見ると，高所得階層のエンゲル係数は低所得階層に比べて，安定的に減少する傾向を見せる特徴があるが，減少する傾向はすべての階層で認められる。

② 外食支出の急激な増加

食品に対する支出費用の変化のなかで，最も明確に現れる現象は家庭内での支出比率が減少し，外食での支出比率が大きく増加したことである（図5-3）。外食は1990年に穀類およびパン類と同じ程度の占有率である20％の水準だったが，2004年は46.6％まで増加し，2006年まで維持されている。

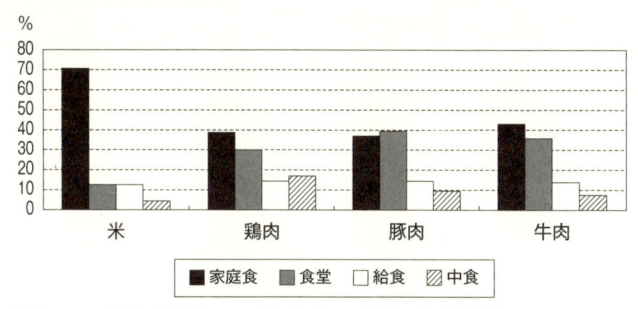

第5章　韓国における農産物の安全性制度に対する消費者の信頼と改善方案　115

資料：Lee, K. I., H. S. Han and E. Y. Son（2007）から再引用

図5-4　品目別にみた需要先の摂取比率（2005）

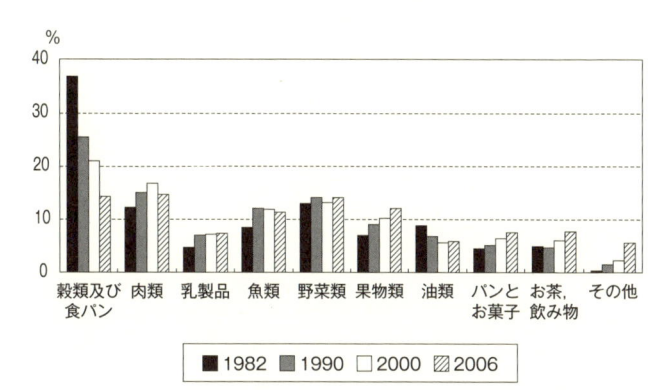

資料：統計庁（www.nso.go.kr），Lee, K. I., H. S. Han and E. Y. Son（2007）から再引用

図5-5　家庭における食品類の支出比率

図5-4の食堂，給食，中食を合計した品目別の外食が占める比率は2005年現在，米29.4％，牛肉56.7％，鶏肉61.2％，豚肉63.4％であった（図5-4）。

③　健康および嗜好食品に対する家庭内の消費比率の増加

外食を除いて家庭内で消費される食品類の支出推移を見ると，主食や

主食の補完財である食品類は支出の比率が減少または停滞する傾向にある反面、嗜好食品や健康に良いと認識される食品類は支出の比率が増加する傾向にある（図5-5）。すなわち、穀類、食パン、肉類、魚介類、油脂に対する支出の比率は減少しているが、果物類、パンや菓子類、お茶、飲み物、その他の食料品に対する支出の比率は増加している。

3. 農産物の一般的な特性と安全性の管理制度

農産物は消費者が判断できる程度により探索財（search goods）、経験財（experience goods）、信頼財（credence goods）の特性を持っている。探索財は製品の購買や使用以前に探索活動を通じて製品に対する情報を得ることができる財であり、色、形、大きさ、包装状態などの特性を持つ。経験財は財を使用してみた後にはじめて、その財に対する情報を判断できる財であり、味、調理などの特性を持つ。信頼財は財を使用してみた後にも財に対する情報が正確にあらわれない財であり、安全性、機能性、環境性などの特性を持つ。

農産物の情報は非対称的な特性を持つ。言い換えれば、消費者は農産物の購入前と後に該当品目の機能や効用を確認できず、ある農産物に対する情報の保有量や質（環境性、安全性など）は生産者だけが知っている。

農産物に対する安全性の管理制度とは、農産物の一般的な特徴である経験財的な特性や信頼財的な特性を、農産物の購入以前に分別できる探索財的な特性で補完するものである。

最近、農産物の安全性に対する消費者の関心が増加したことにより、多様な農産物の安全性管理制度が導入されている。韓国における農産物の安全性に対する認証及び表示制度は親環境農産物認証制度、優秀農産物管理制度（GAP, Good Agricultural Practice）、農産物履歴追跡管理制度（Traceability）、品質認証、地理的表示、原産地表示などの様々な制

度が運営されている。この中で農産物の安全性と密接に関連する制度は親環境農産物認証制度,優秀農産物管理制度,農産物履歴追跡管理制度があり,本章では,これら3つの制度を対象に消費者の信頼度の評価やその改善方案を検討する(表5-1)。

(1) 親環境農産物認証制度

親環境農産物認証制度は,農業による環境汚染を減らし農業環境基盤を維持保全すること,そして農産物の安全性に対する消費者の要求を充足すること,親環境農産物の生産者や消費者を保護し親環境農業を奨励するために導入された制度である。

親環境農産物認証は1990年代後半,急速に増加した。初期には農家が農薬や化学肥料を用いた慣行農業になじんでいることや,温暖多雨地域には有機農業の実践が難しいことから,3段階に区分して導入された。親環境農産物の年度別の認証量は2000年35,406トンから2008年2,188,311トンまで年平均67.4％増加した。認証の類型別に見ると,有機農産物が2000年6,538トンから2008年114,649トンまで毎年平均43.1％増加し,無農薬農産物は2000年15,694トンから2008年554,592トンまで毎年平均56.1％増加した。低農薬農産物は2000年13,174トンから2008年1,519,070トンまで毎年平均81.0％増加している(表5-2)。ただ,低農薬農産物が親環境農産物のなかで最も大きい比率を占めているが,2010年からは低農薬農産物の新規認証が廃止される予定である。

(2) 優秀農産物管理制度 (GAP)

GAPは農産物の生産段階から収穫後の包装段階まで,土壌水質などの農業環境および農産物に残留される農薬,重金属や有害生物などの危険要素の管理基準を利用して,農産物の安全性を確保するために導入された制度である。

表5-1　農産物の安全性に関わる制度

区分	親環境農産物認証制度	優秀農産物管理制度（GAP）	農産物履歴追跡管理制度
マーク			
法的根拠	親環境農業育成法	農産物品質管理法	農産物品質管理法
品目	すべての農産物（認証農家や作物団体を中心に認証）	GAP栽培管理の指針がある農産物（96品目）	GAP対象品目と同じ
表示項目	等級省略可能（品目，産地，品種，生産年度，重量（個数），生産者または生産者団体の名称および電話番号）	品目，産地，品種，生産年度，等級，重量（個数），生産者または生産者団体の名称および電話番号	履歴追跡管理番号，原産地，品目（品種），重量（個数），等級，GMO可否，生産者または生産者団体の名称および住所，収穫後管理施設名および住所
規格	規格制限なし	標準規格の特品・上品・普通	―
認証区分	有機・無農薬・低農薬	単一	
資材制限	輪作・緑肥作物の栽培推奨，農薬や肥料施用なし，または最小化	農薬や肥料の使用は推奨使用基準を遵守	
認証機関	政府及び専門認証機関	専門認証機関	政府機関に自律登録
認証主体　政府	国立農産物品質管理院	国立農産物品質管理院	国立農産物品質管理院
認証主体　民間	フクサリム，ドルナラ有機認証コリアなど37カ所	農協，生協等の31の民間認証機関	―
履歴追跡管理有無	認証番号表示で確認すれば追跡可能であるが，有機認証先導農家を対象に自律的な登録を誘導	GAP農家は履歴追跡管理が必要である	―

資料：国立農産物品質管理院（www.naqs.go.kr）

表5-2 親環境農産物に対する認証の実績の推移　　　　（単位：トン，％）

区分＼年	2000	2002	2004	2006	2008	平均増加率
有機	6,538	21,114	36,746	95,405	114,649	43.1
無農薬	15,694	76,828	167,033	320,309	554,592	56.1
低農薬	13,174	102,432	256,956	712,380	1,519,070	81.0
計	35,406	200,374	460,735	1,128,093	2,188,311	67.4

注：有機農産物の出荷量には転換期有機農産物の出荷量も含まれている。
資料：国立農産物品質管理院（www.naqs.go.kr）

表5-3 優秀農産物管理制度による認証農家　　（単位：戸）

年	2003	2004	2005	2006
農家数	9	357	965	3,659

資料：国立農産物品質管理院（www.naqs.go.kr）

　GAP認証は農産物品質管理院から認められた専門民間認証機関により，96農産物に対して実施されている。2003年に9農家で出発したGAP認証農家は2005年965農家を超え，2006年には3,659農家が認証されている（表5-3）。

　農産物の安全性確保による消費者の信頼性の確保というGAP制度の導入趣旨は世界各国で同一だが，その運営体系および内容は国家別に多少差がある。EU，日本などではGAP制度が民間主導によって運営されているが，韓国では政府主導で運営されている。認証基準はEUが14分野に214の基準，日本が128の基準を含んでいるが韓国は110水準である。EUと日本などはGAP制度が一般農産物の生産過程で履行しなければならない基本的な管理体系として運営され，認証可否を製品に表さない。しかし，韓国はGAP制度の認証マークを包装紙に表している。

表5-4 農産物履歴追跡管理制度による登録実績（2006年）

	生産者		流通業社	販売業者	合計
	件数	農家数	（社）	（人）	（件）
登録実績	945	8,808	231	550	1,726

資料：国立農産物品質管理院（www.naqs.go.kr）

(3) 農産物履歴追跡管理制度

農産物履歴追跡管理制度は万が一農食品の安全事故が発生した時に，迅速かつ効果的に原因の究明および措置を実施して，農産物に対する消費者の信頼を構築するために導入された。これは農産物の生産段階から販売段階までに，各段階別の情報を記録管理して，安全性などに問題が発生した場合，ある農産物を追跡し，原因の究明および必要な措置ができるように管理する制度である。

農産物履歴追跡管理制度に登録された実績は2006年に1,726件であった（表5-4）。その中に，生産者は945件（8,808農家）が登録されており，流通業社は231社が，販売業者は550人が登録された。

この制度は世界主要国家において，BSE騒動以後，農食品の安全性に対する関心が増大したことによって畜産物を中心に導入され，農産物にまで拡大されている。EUは2001年から牛肉履歴追跡管理制度をすべての加盟国に適用した。2005年からはEUの食品全体と飼料に対して義務的に履歴追跡管理制度を導入した。日本は2003年度から牛肉に対する履歴追跡管理制度が義務化されたが，農産物は地域別，品目別に自律的に導入されている。

4. 農産物の安全性の管理制度に対する消費者の信頼度

ソウル市内に住む消費者400人を対象に農産物の安全性に対する認識

を調査した。調査期間は2008年1月7日から10日までである。

(1) 農産物の安全性に対する意見

① 農産物を購入する時に、安全性に対する意識が高い

回答者の62.8％に該当する251人の消費者が農産物を購入する時に安全性を考えると答えた。時々考えると回答した意見も29.0％あった。反面、安全性と関連した問題が発生した時に考えると回答した消費者が7.5％、安全性をそれほど考えていないと回答した意見が0.8％であった（表5-5）。

② 国産農産物の安全性に対する信頼度は普通であるが、輸入農産物に対しては低い

農産物の安全性に対する信頼度を生産と流通過程で分けて調査した結果、生産過程の信頼度が3.4点であり、流通過程の3.1点より高く調査された。輸入農産物に対する信頼度は国産農産物より低かった（表5-6）。

(2) 農産物の安全性と関連した制度に対する理解

① 農産物の安全性と関連した農産物の購入経験

農産物の安全性と関連した制度により栽培された農産物の購入経験は、GAPによるものが全回答中41.5％、親環境農産物認証制度が79.3％、農産物履歴追跡管理制度が24.0％であった（表5-7）。

農産物の安全性と関連した制度により生産された農産物を購入する理由は安全、品質、味の順であった（表5-8）。反面、購入しない理由は、安全性と関連した制度をよく知らないことや販売所が見当たらないとの回答者が多い（表5-9）。

② 農産物の安全性と関連した制度に対する認知度

農産物の安全性と関連した制度の具体的な項目の中で、7つの項目を消費者に質問して消費者の認知度を調査した（表5-10）。その結果、項

表5-5 農産物を購入する時の安全性の考慮　　　　（単位：人，%）

項　目	回答者	回答比率
農産物を購入する時考える	251	62.8
時々考える	116	29.0
安全性と関連する問題が発生した時考える	30	7.5
それほど考えていない	3	0.8
合　　　計	400	100.0

表5-6 農産物の安全性に対する信頼度　（単位：人，%，点）

項　目	国内農産物 生産過程	国内農産物 流通過程	輸入農産物
非常に信頼	17（4.3）	16（4.0）	3（0.8）
ある程度信頼	174（43.5）	111（27.8）	31（7.8）
普　　通	163（40.8）	192（48.0）	155（38.8）
信頼しない	44（11.0）	73（18.3）	188（47.0）
全く信頼しない	2（0.5）	8（2.0）	23（5.8）
点　数	3.4	3.1	2.5

注：点数は5点標準で調査された。非常に信頼＝5，ある程度信頼＝4，普通＝3，信頼しない＝2，全く信頼しない＝1を項目別に計算して平均した数値である。

表5-7 安全性関連制度により生産された農産物の購買の経験　　　　（単位：人，%）

項　目	ある	ない
優秀農産物管理制度	166（41.5）	234（58.5）
親環境農産物認証制度	317（79.3）	83（20.7）
農産物履歴追跡管理制度	96（24.0）	304（76.0）

注：回答者のうち，71人（17.8%）は全く購入したことがない。

表5-8 安全性と関連した制度の下で生産された農産物の購買要因

(単位:人,%)

項　目	優秀農産物管理制度	親環境農産物認証制度	農産物履歴追跡管理制度
味	6 (3.6)	4 (1.3)	4 (4.2)
品　質	44 (26.5)	44 (13.9)	17 (17.7)
安　全	116 (69.9)	269 (84.9)	75 (78.1)
合　計	166 (100.0)	317 (100.0)	96 (100.0)

表5-9 安全性と関連した制度の下で生産された農産物の非購買要因

(単位:人,%)

項　目	優秀農産物管理制度	親環境農産物認証制度	農産物履歴追跡管理制度
価格が高い	57 (24.4)	27 (32.5)	47 (15.5)
品質が信頼できない	12 (5.1)	14 (16.9)	21 (6.9)
販売所の不足	57 (24.4)	10 (12.0)	76 (25.0)
安全性が信頼できない	15 (6.4)	12 (14.5)	26 (8.6)
制度をよく知らない	92 (39.3)	19 (22.9)	131 (43.1)
そ の 他	1 (0.4)	1 (1.2)	3 (1.0)
合　計	234 (100.0)	83 (100.0)	304 (100.0)

目別の認知率は親環境農産物の認証制度に対する正答率が86.3％で最も高いが，親環境農産物とGAPとの関係に対する正答率が28.5％で最も低かった。

　農産物の安全性と関連した制度に関する質問の正答個数は3～5の回答者が67.6％を占めている（表5-11）。

③　農産物の安全性と関連した表示制度の信頼度

　認証された農産物の表示に対する消費者の信頼度はGAPが62.2点,

表 5-10 農産物の安全性と関連した制度の認知程度 (単位:%)

項目	正答率
親環境農産物の認証は有機,無農薬,低農薬の3つに分けられる	86.3
無農薬や低農薬の農産物は生産過程で化学肥料に対する特別な制限がない	69.3
親環境農産物のなかで,無農薬認証農産物が最も安全である	40.3
親環境農産物と認証された場合,優秀農産物管理制度による認証も受ける	28.5
優秀農産物管理制度により生産された農産物は農薬や化学肥料を全く使用していない	65.8
優秀農産物管理制度により認証された農産物はすべて履歴追跡が可能である	73.0
農産物履歴追跡管理制度の対象は農薬や化学肥料を使用しない農産物である	54.5

表 5-11 農産物の安全性と関連した制度に対する質問の結果

(単位:個, 人, %)

正答個数	1	2	3	4	5	6	7	合計
正答者	7	49	78	85	107	62	12	400
正答比率	1.8	12.3	19.5	21.3	26.8	15.5	3.0	100.0

表 5-12 認証された農産物に対する表示の信頼度 (単位:点)

項目	優秀農産物管理制度	親環境農産物認証制度	農産物履歴追跡管理制度
点数	62.2	63.8	60.4

注:点数は,非常に正確である=100,全く正確でない=0を基準として回答者が自ら評価した結果の平均である。

親環境農産物認証制度が63.8点,農産物履歴追跡管理制度が60.4点であった(表5-12)。

表5-13 食品表示を信頼しない理由　　　　　　　　　（単位：人，％）

項　目	回答者	回答比率
表示の手続きや検査過程の不信	133	33.3
事後管理の不信	116	29.0
表示が多い	104	26.1
表示の内容が難しい	47	11.6
合　計	400	100.0

資料：Lee, K. I. and M. J. Kim（2006）「農食品の表示制度の争点と発展方向」農業展望2006

表5-14　農産物の安全性と関連した情報提供の満足度

（単位：人，％，点）

項　目	回答者	回答比率
全く充分ではない	24	6.0
充分ではない	204	51.0
普通である	144	36.0
充分である	26	6.5
非常に充分である	2	0.5
合　計	400	100.0

注：点数は5点標準で非常に充分である＝5，充分である＝4，普通＝3，充分ではない＝2，全く充分ではない＝1を項目別に計算して平均した数値である。

　Lee, K. I. and M. J. Kim（2006）では，消費者が認識する表示制度の問題点は，表示の手続きや検査過程の不信，事後管理の不信，表示が多いこと，表示内容の難しさと調査された（表5-13）。

　農産物の安全性と関連した情報が消費者に「非常に充分」，あるいは「充分に提供されている」と答えた回答者は全体の7％であるが，「全く充分ではない」，あるいは「充分ではない」と答えた回答者は57.0％で

表5-15 農産物の安全性と関連した追加情報 （単位：人，％）

項　　目	回答者	回答比率
GMOや放射線などの農食品関連技術	85	21.3
残留農薬	69	17.3
原　産　地	58	14.5
安全性と関連した制度	58	14.5
食品の添加物	52	13.0
有害な化学物質	39	9.8
鳥インフルエンザ，狂牛病，食中毒など	32	8.0
動物用の医薬品	7	1.8
合　　　計	400	100.0

表5-16 農産物の安全性と関連した情報の提供方法 （単位：人，％）

項　　目	回答者	回答比率
農食品の表示	231	57.8
テレビやラジオ	107	26.8
政府機関や消費者団体の広報及び講演	37	9.3
新聞や雑誌	25	6.3
合　　　計	400	100.0

あった（表5-14）。

　農産物の安全性と関連して追加的な提供が必要な情報は遺伝子組換え（GMO）や放射線などの農食品関連技術，残留農薬に対する情報を選択した（表5-15）。

　多くの消費者が，農産物の安全性と関連した情報の提供方法として，農食品の表示と答えた。農食品の表示による情報提供を選択した回答者は57.8％であり，テレビやラジオによる情報提供は26.8％であった

第5章 韓国における農産物の安全性制度に対する消費者の信頼と改善方案　127

表5-17 安全性と関連した農産物の購買意向　　　　　　　　　（単位：人，%）

項　目	購入しない 回答者	回答比率	購入することもできる 回答者	回答比率	必ず購入する 回答者	回答比率
優秀農産物管理制度	11	2.8	364	91.0	25	6.3
親環境農産物認証制度	11	2.8	333	83.3	56	14.0
農産物履歴追跡管理制度	30	7.5	342	85.5	28	7.0

表5-18 購買可能価格（相手価格）　　　　　　　　　　　　　　（単位：人，%）

支払い意志額	優秀農産物管理制度 回答者	回答比率	親環境農産物認証制度 回答者	回答比率	農産物履歴追跡管理制度 回答者	回答比率
101-110	112	28.8	97	24.9	145	39.2
111-120	136	35.0	118	30.3	115	31.1
121-130	51	13.1	65	16.7	35	9.5
131-140	6	1.5	11	2.8	10	2.7
141-150	64	16.5	70	18.0	46	12.4
151以上	20	5.1	26	7.2	19	5.1
平均	128.4		130.9		124.7	

注：支払金額は一般農産物の価格を100と仮定した場合の価格である。

（表5-16）。

④　安全性と関連した農産物への支払い意志額

　安全性と関連した農産物に対する消費者の購買意向は，大部分の消費者が「購入することもできる」と回答しており，安全性と関連した農産物の消費が伸びる可能性が高い。GAP，親環境農産物認証制度，農産物履歴追跡管理制度のすべての製品を購入すると回答した人が多かった

(表 5-17)。

安全性と関連した農産物に対する支払い意志額は一般農産物の価格が 100 である場合, GAP が 128.4, 親環境農産物認証制度が 130.9, 農産物履歴追跡管理制度が 124.7 であった (表 5-18)。

5. 農産物の安全性制度の改善方案

(1) 安全性と関連した制度や管理体系の統合化

親環境農産物認証制度は, 親環境農業育成法の改正を通じて制度を補完しつつあり, ある程度には定着段階にあるが, 最近, GAP や農産物履歴追跡制度などの制度が新たに施行されることから, 農家の重複認証問題及びいろいろな表示制度の混用による消費者の混乱が提起されている。

農林水産食品部は, 農産物の安全性と関連した制度に対する消費者の信頼を向上させるために, 親環境/GAP 認証制度の改善推進団を構成し, 改善方案を検討している。しかし, 認証種類, 認証基準, 表示事項などが制度別に独立的に運営されており, 消費者の混乱が生じている。農産物の安全性に関連する制度の統合化は, 長期的に検討する必要がある。

また, 農林部は保健福祉部の食品産業振興政策を統合した農水産食品部として改編されて, 農産物と加工食品の一貫した管理が可能になったが, 関連法や管理体系は改善する必要がある。法的根拠が親環境農産物育成法, 農産物加工産業育成法, 食品衛生法に区分されており, 担当機関も分散している (表 5-19)。有機加工食品の体系的な管理のためには有機加工食品の国内認証制度の導入を検討する必要がある。有機農産物の認証機関が有機加工食品に対する認証業務を併行したり, 有機加工食品認証機関を別に設立する必要がある。

海外事例では有機農産物と有機加工食品を同じ機関で認証している。

表5-19 韓国における有機農食品の管理制度

区分	法的根拠	認証	認証マーク	担当機関
親環境農産物	親環境農産物育成法第17条	国内認証	親環境農産物認証マーク	農林部親環境農業政策課
有機加工食品	農産物加工産業育成法第13条	品質認証	品質認証マーク	農林部食品産業課
	食品衛生法第10条	—	任意表示	保健福祉部食品医薬品安全庁

(%)

農産物の認証機関の資格取得の厳格化	19.8
制度の違反に対する取締りや制裁の強化	22.3
農産物の安全性を担当している者に対する教育の強化	8.3
農産物の安全性と関連した制度及び管理体系の一元化	34.3
農産物の安全性制度に対する国民教育及び広報の強化	15.5

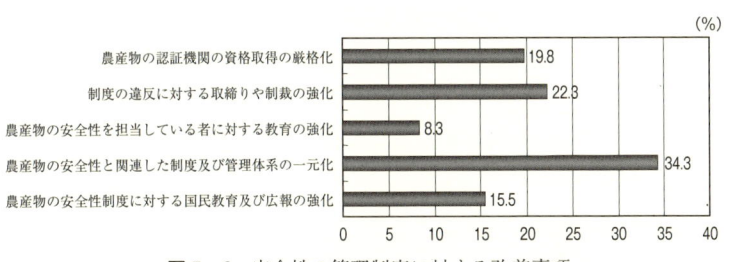

図5-6　安全性の管理制度に対する改善事項

有機加工食品の認証制度が導入される場合には親環境農産物の中で無農薬や低農薬加工食品の処理可否も今後，検討が必要である。

親環境農産物の認証マークと有機農産物の加工品の認証マークの相異も検討する必要がある。国内で生産された親環境農産物には親環境農産物の認証マークが付くが，有機加工食品は農産物加工産業育成法により認証を受けるため，品質認証マークを付けられる。

消費者に対する調査結果でも，農産物の安全性の管理制度に対する改善事項として，農産物の安全性と関連した制度及び管理体系の一元化（34.3％）の検討が優先的に必要だと指摘されている（図5-6）。

```
                                               (%)
   その他  1
製造段階の不確実性 ▬▬▬▬▬▬ 27
農薬などの残留物質 ▬▬▬▬▬▬▬ 33.2
流通上の変質や衛生管理 ▬▬▬▬▬▬▬▬ 38.9
         0    10    20    30    40    50
```

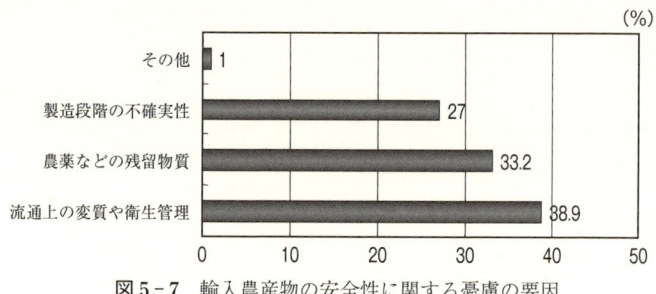

図5-7 輸入農産物の安全性に関する憂慮の要因

(2) 輸入農産物に対する安全性の管理体系の構築

最近,農産物の輸入量が増加することから輸入農産物の安全性に関する対策が必要であるが,輸入農産物加工品,畜産食品,水産食品などの食品の種類によって政策を樹立して執行する部署が分散しており,体系的な政策を遂行するのに限界がある。

消費者の調査結果,輸入農産物の安全性を憂慮する理由は製造段階の不確実性,農薬などの残留物質,流通上の変質や衛生管理だと調査された(図5-7)。

したがって,輸入農産物に対する安全性を強化するためには,製造段階では衛生管理が必要な国家と農産物の安全協力協定(MOU)を締結したり,現地に食品安全検査機関を設立することが必要である。流通および消費段階では事後管理機能の強化と関連部署間の情報共有および協力体系の強化などの取り組みを拡大する必要がある。

(3) 親環境農産物の認証及び事後管理の徹底

親環境農産物の安全性に対する消費者の信頼を回復するためには親環境農産物認定(Accreditation)機関,認証(Certification)機関の役割を分離して,専門性と業務効率性を向上させる必要がある。

政府機関が親環境農産物認証を主導する場合には,短期間に消費者の

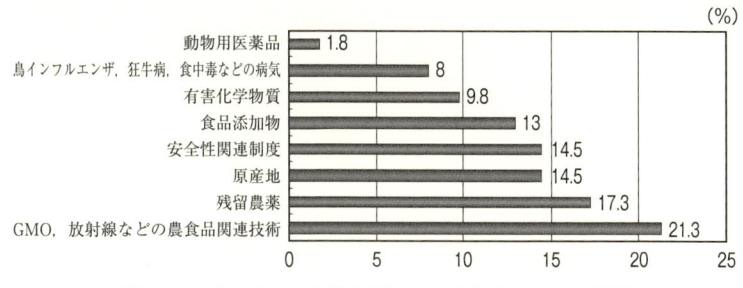

```
                                                          (%)
        動物用医薬品 ▉ 1.8
鳥インフルエンザ,狂牛病,食中毒などの病気 ▉▉▉▉ 8
        有害化学物質 ▉▉▉▉▉ 9.8
        食品添加物 ▉▉▉▉▉▉ 13
        安全性関連制度 ▉▉▉▉▉▉▉ 14.5
        原産地 ▉▉▉▉▉▉▉ 14.5
        残留農薬 ▉▉▉▉▉▉▉▉ 17.3
GMO,放射線などの農食品関連技術 ▉▉▉▉▉▉▉▉▉▉ 21.3
                0    5    10   15   20   25
```

図5-8 農産物の安全性と関連した追加的に必要な情報

信頼を得ることは可能であるが，専門性と効率性の側面では，民間認証体系に比べて相対的に遅れる恐れがある。CODEX，IFOAMおよび日本のJASなどのように，認定機関と認証機関の分離が専門性と業務の効率性を向上し，究極的には消費者の信頼を改善する方案であろう。

しかし，2006年現在，親環境農産物の認証件数の75％，認証面積の70％，認証量の87.8％を担当している政府機関（国立農産物品質管理院）の認証業務の役割を短期間に廃止する場合，親環境農産物認証業務や関連した市場に混乱を招来する恐れがある。

したがって，親環境農産物認証の業務と関連した役割分担改善方案を成功的に定着させるためには，民間認証を活性化させた以後に，親環境農産物認証を認証種類別に，年次的に民間認証機関へ移管する方案を検討する必要がある。

(4) 農産物の安全性と関連した広報の強化

安全性制度に対する消費者の正しい認識や合理的な選択を誘導するためには教育や表示関連情報の提供が必要である。消費者の調査結果によれば，農産物の安全性と関連した情報が充分でないとの回答が57.0％を占めている。特に，最近提起されているGMO及び放射線などの農食

品関連の技術や,残留農薬に対する追加的な情報を必要としていた(図5-8)。

農産物の安全性に対する正確な情報の提供は科学的な情報の欠如からくる過剰的な憂慮現象を防止し,農産物の安全性の制度に対する信頼を持続できることからこれらの制度の持続的かつ体系的な広報が必要である。

参考文献
韓国農村経済研究院, 2005,「食品需給表」

Lee, K. I., H. S. Han and E. Y. Son, 2007,「韓国人の食品消費のトレンド分析」韓国農村経済研究院 R560.

Lee, K. I. and M. J. Kim, 2006,「農食品の表示制度の争点と発展方向」『農業展望 2006』韓国農村経済研究院.

Shin, Y. K. and Y. J. Hwang, 2007,「親環境農産物の認証制度の改善方案」韓国農村経済研究院 R559.

Shin, Y. K. and Y. J. Hwang, 2008,「農産物の安全性に対する消費者の信頼構築」『農業展望 2008』韓国農村経済研究院.

http://www.ifoam.org

http://www.naqs.go.kr

http://www.nso.go.kr

http://www.usda.gov

第 6 章

フードシステムに対する消費者の信頼とリスク・コミュニケーション
—— 食品安全事件の影響と対策を中心に

曽　寅初

1. はじめに

　東アジアにおける食品安全事件が頻発している。2008年を例としてみると，1月には中国製冷凍ギョウザの中毒事件，5月には船場吉兆の食材使い回し事件，9月に三笠フーズの事故米流通事件，10月には中国牛乳メラミン事件などがあいついだ。そのため，食をめぐる消費者の不信と不安が高まりつつある。

　しかし，東アジア各国の食品安全性が急に悪化したわけではない。普通の消費者が認知している「食品安全」状況が急に変化したのである。いわゆる消費者の食品関連リスク認知が急に高まったのである。その状況に対して，食品安全のレベルが向上することは限界がある。食品安全におけるリスク認知と実際のリスクレベルのギャップ，いわゆる食をめぐる「安心度」と「安全度」とのギャップを縮小させる努力も必要になる。．

　そこで，本章では主に食品安全認知の視点から，東アジアにおける消費者が食品安全に対する信頼を回復するための課題について考えてみたい。もちろん，食品安全問題を徹底的に解決するには，食品安全レベルを向上させなければならない。食品安全レベルを向上させることは，消費者食品安全認知の基礎と前提でもある。しかし，リスク管理の視点から見ると，食品関連リスクもリスクのひとつである。食品安全レベルが

向上したとしても，消費者の食品安全性に対する認知が低い場合は，食をめぐる不信と不安が解消されない。そのため，消費者の食品安全認知を変えることは食品安全対策の一側面といえる。

以下，まず食品安全リスクの認知の概念およびリスク認知と食品安全事件による影響，食品安全対策コストとの関係から食品安全リスク認知の重要性を述べる。次に食品安全リスクの実際レベルと認知レベルのギャップの形成原因およびリスク認知と食品安全事件に対する消費者行動との関係を分析する。そして，食品安全リスク認知とマスコミの役割，消費者の食品安全情報提供者に対する信頼の関係を論じる。最後に食品安全事件に関するリスク・コミュニケーション方法について整理する。

2. 食品安全リスク認知とその重要性

(1) 食品安全リスク認知の概念と測定

食品安全リスク認知とは，消費者が感知している食品安全リスクの程度である。食品に対する「安全」と「安心」は一括りの言葉で表現してしまうことが多いが，実ははっきり区別すべき概念である。安全度は科学的に測定可能な客観的な尺度である一方，安心度はあくまで消費者が感じる主観的な尺度である (Ruth, 2002 ; Klaus, 2005)。

主観的な食品安全認知は実際の食品安全レベルのように，被害の確率，被害の程度など客観的な指標によって表示されない。通常は消費者調査によって，消費者の食品安全に対する状況判断をもとに集計する確率で表現する。いわゆる，測定心理学の手法が用いられる。図6-1は筆者が北京で実施した消費者食品リスク認知調査の事例である。調査回答者の割合がその食品安全リスク認知を表している。

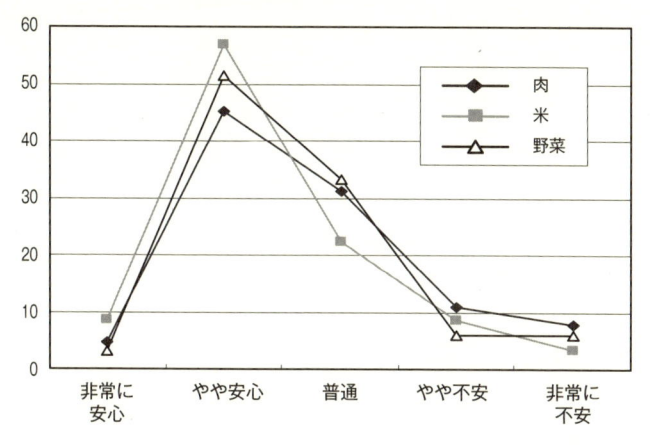

図6-1 中国北京市における消費者の食料に対する安全性の認識

(2) 食品安全リスク認知の変化と食品安全事件による影響

　食品安全に関わる事件が発生すると，消費者の食品安全リスク認知が著しく変化する。図6-2は中国で牛乳メラミン混入事件が発生した前後の，牛乳の食品安全リスク認知を示したものである。事件により，牛乳安全リスクが非常に低いと感知する消費者の割合が低くなった一方，牛乳安全リスクが非常に高いと感知する消費者の割合が高くなった。つまり，食品安全リスク認知曲線が右（認知リスクが高い方向）へ移動したのである。

　消費者の購買行動はそのリスク認知の変化に左右される。それは食品安全事件が発生した場合，その関連商品の購買量が著しく減少する直接的な原因である。中国でも牛乳メラミン混入事件が発生した直後，牛乳の消費量が急に減少したのである。図6-3に示すように，事件が発生した第1週に，牛乳の消費量と消費額はともに発生する前の約半分まで急減したのである。

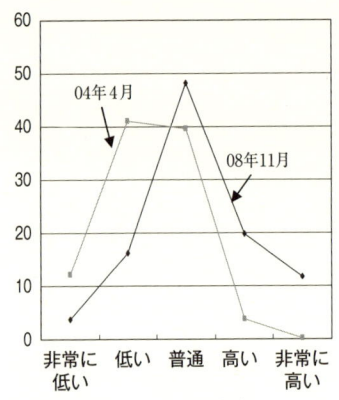

出所：調査データにより作成

図6-2　中国消費者の牛乳安全リスク認知の変化

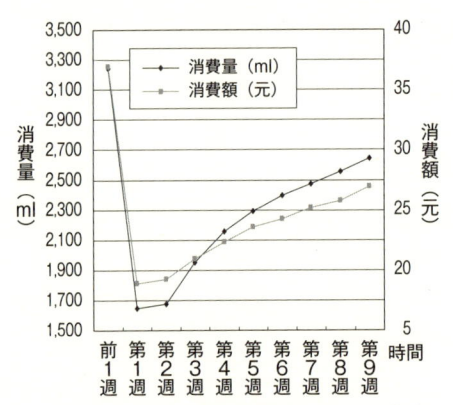

出所：2008年11月の消費者調査データにより作成

図6-3　中国牛乳メラミン混入事件前後における牛乳消費の変化

(3) 食品安全リスク認知と食品安全対策コスト

　以上で述べたように，食品安全リスク認知は消費者購買行動を通じて，その関連商品の消費量に影響する。食品の安全に関する事件後の食

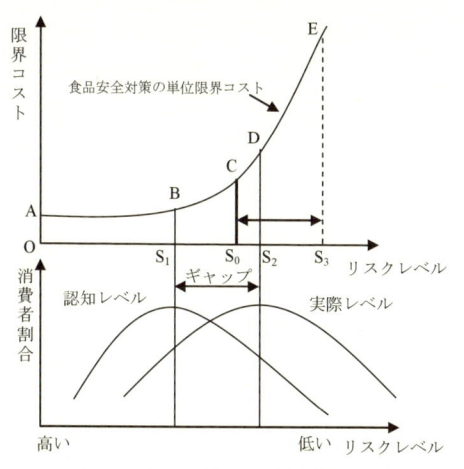

第6章 フードシステムに対する消費者の信頼とリスク・コミュニケーション　*137*

図6-4　リスクギャップと対策コスト

品安全対策のひとつは，消費者の信頼を回復させることである。もちろん，まずは食品安全の実際レベル，いわゆる食品安全度を向上させることである。しかし，食品安全度が向上したとしても，消費者の信頼がなかなか回復しない状況がしばしば発生する。そのとき，食品安全の実際レベルと認知レベルの間，いわゆる「安全度」と「安心度」の間に，ギャップが生じる。

そのような「ギャップ」が存在する場合，食品安全対策の効果がなかなか見えない。その原因は消費者の食品安全認知が変化しないからである。効果がある対策は，食品安全の実際レベルではなく，消費者の食品安全認知レベルを高めることである。そのとき，政策コストは非常に高くなる場合がありうる。

その状況を図で示すと，図6-4のようになる。横軸は食品安全リスクレベルである。同図は食品安全リスクの実際レベルと認知レベルとのギャップを示す。もしリスクレベルをリスク分布の最頻値で表すと，実

際レベルは S_2 であることに対して,認知レベルは S_1 であり,両者のギャップは S_2 と S_1 の差になる。つまり,食品安全リスクの認知レベルは実際レベルよりはるかに高い。上の図は食品安全対策の単位限界コスト曲線で,単位リスクの変化に対応する食品安全対策のコストを示す。リスクレベルが低いほど,リスクレベルの1単位減少に必要となる食品安全対策のコストが高くなるため,食品安全対策単位限界コスト曲線は右上がりの状態になる。

もし,科学的に安全なリスクレベル,いわゆる基準レベルを S_0 とすると,食品安全対策総コストは $OACS_0$ である。食品安全リスクの実際レベルと認知レベルのギャップが存在する場合,食品安全対策総コストは $OADS_2$ がかかり,実際リスクレベルはすでに S_2 になったにもかかわらず,消費者が感知しているリスクレベルはまだ S_1 という高いレベルである。そのリスクの認知レベル S_1 は基準レベル S_0 よりもはるかに高いため,もちろん食品安全に対する消費者の不信と不安は解消されない。もし,そのようなギャップが継続すると,消費者が感知しているリスクレベルが基準レベル S_0 になるまでは,食品安全対策コストはさらに S_2DES_3 を追加して,実際リスクレベルを S_3 まで下げるしかない。もちろん,食品安全リスクレベルが低くなることは消費者に対してよいことである。しかし,それを下げるためには非常に大きな政策コストがかかる。

食品安全事件が発生した直後では,食品安全リスクの実際レベルと認知レベルとのギャップが大きいから,特別対策として大きいコストを支払うこともやむを得ない。しかし,そのようなギャップが長時間存在する場合,そのようなコストの支払いを継続することが難しくなることは当然である。また,支払いが継続できても,政策効率は高いとは言えないだろう。そのため,食品安全リスクの実際レベルと認知レベルのギャップを縮小することは重要な政策意味を持つことになる。

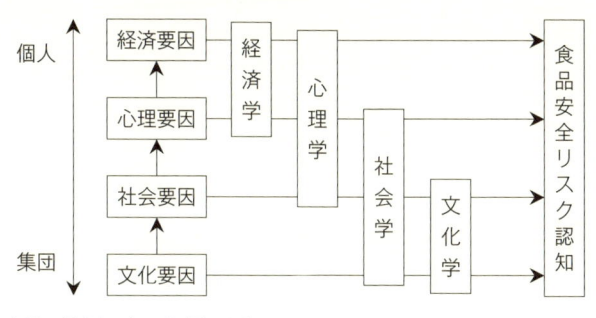

第6章 フードシステムに対する消費者の信頼とリスク・コミュニケーション　*139*

出所：曽寅初（2008）図2より

図6-5　食品安全リスク認知諸理論の関係

3. 食品安全リスク認知と食品購買行動

(1) 食品安全リスク認知の研究視点

リスク認知は伝統的な研究課題であるが，食品安全リスク認知に関する研究の歴史はまだ短い。1970年代から，食品安全が問題となるにつれて，従来，技術リスク，環境リスク，戦争リスク，災害リスクなどを中心とするリスク研究は，食品安全関連リスクへその領域を広げた。

今日，リスク認知に関する研究は，心理学，社会学，文化学および経済学などの科学分野で行われている。心理学は主に消費者の個人差異のリスク認知への影響を中心に，消費者個人の心理要因によってリスク認知を説明する。技術リスク認知モデル（Starr, 1969），リスク認知心理学モデル（Slovic P., et al., 1979），楽観偏差現象（Weinstein & Klein, 1995）などはその主な研究成果といえよう。社会学はリスク認知に関係する社会的要因を重視し，社会的地位が異なる集団は，リスク認知に対する影響の程度も異なることを指摘し，精鋭集団の特別な重要性を強調した（Freudenburg & Pastor, 1992）。文化学はリスク認知と文化意識との関わりを重視し，リスク認知は文化意識の表現の一側面ととらえている

(Douglas, 1982)。そして，経済学は消費者を合理的経済人と仮定し，リスク認知そしてリスク商品の購買行動はコストと効果を比較分析した結果と解釈している（たとえば，Ruth, 2002）。その関係は，図6-5のようにしめすことができる。

(2) 食品安全リスクにおける実際レベルと認知レベルのギャップ

経済学理論によると，消費者は理性のある経済人であるため，その食品安全リスク認知も，ある合理性と一致することになる。その合理性は消費者による食品安全リスクに関わる便益とコストの評価判断によるものである。食品安全リスクは消費者にとってある種類の損失であるため，コストとして現れる。

食品安全リスクによる被害は次のコストとして現れる（Ruth, 2002）：
(1) 健康損失：食品安全に関わる微生物，科学製品，技術と栄養要素の変化の健康に与えるマイナス影響。
(2) 機能損失：問題食品による食の味と栄養価値の損失。
(3) 金銭損失：問題食品を代替するコストと医療費用および病気による収入損失。
(4) 時間損失：食品選択にかかる時間の増加，食品購買選択肢の減少と病気による時間損失。
(5) 社会損失：汚染による社会的食品生産などの選択肢の減少など。
(6) 心理損失：食品安全被害を受ける消費者の心配と注意。

より詳しく見ると，消費者に対して食品安全のコストは食品安全リスクによる被害程度と発生確率によって決定される。食品安全リスクの実際レベルと認知レベルの差はそれぞれ計算根拠となる被害程度と発生確率が違うからである。

食品安全リスクの実際レベルは食品安全問題の客観的被害と実際確率で決定される。しかし，その認知レベルは消費者が客観的被害に対する主観的評価と消費者が予想する発生確率で決定される。実際の被害と発

生確率と，消費者が感知している被害と発生確率が違う原因はいろいろある（中嶋, 2004）。

　食品リスクによる被害を知ることは容易ではない。食品安全リスクは単純なリスクではない。食品消費によって利益も得られる。つまり，食品安全リスクによる被害はそのリスクと得られる利益との均衡になる。食品安全リスクによる被害が過大評価されやすい原因はいくつかあげられる。①食品安全事件が発生した場合では，リスクイメージの恐怖因子，未知性因子，災害規模因子が食品安全リスクの特徴として現れ，そのリスクによる被害が過大視されやすい。②消費者は損失回避性という特徴を持ち，被害には非常に注意を払うが，利点にはあまり目を向けないため，食品安全リスクによる被害も過大評価される可能性が高い。③食品はほとんど代替できない商品であるため，リスクを避ける選択肢が少なく，回避コストが非常に高い。その避けられないリスクを人は過大評価する傾向がある。④普通の人々は食品安全リスクによる実際被害を評価する情報が欠けている。

　また，発生確率をどう評価するかについても心理的要因が大きく影響する。情報がないとき，または食品システムが複雑になり何がリスクの原因になっているか判断がつきにくいとき，人々はリスクの発生確率を直感的に判断する傾向がある。そのとき，ヒューリスティックスと呼ばれる方法がしばしば利用される。①ひとつは利用可能性ヒューリスティックス方法である。それは自分で思い浮かびやすい事例を利用して，リスクを推定することである。そのような思考方法に頼った場合，発生確率が高いのではないかと思いがちである。②いまひとつは代表性ヒューリスティックス方法である。それは似ていると思い描く代表例を基準に，その発生確率を判断することである。その方法では，本来条件つきで発生する事例を普通の事例と置き換えて，その発生確率を過大評価するバイアスが生じる。

(3) 食品安全リスク認知と消費者購買行動の変化

　食品安全に関わる事件が発生した場合，食品安全リスク認知は消費者の食品購買行動に影響する非常に重要な要素ではあるが，それは唯一の要素ではない。食品安全リスク認知と食品安全リスク態度を統合することによって，食品安全に関わる消費者行動を理解しなければならない。その代表的研究はPenningsらによるアメリカ，ドイツとオランダにおけるBSE事件の消費者行動に関するものである。その研究で，彼らは初めて食品安全をめぐるリスク認知とリスク態度を区別して，その消費者行動変化への影響を分析した（Pennings et al., 2002）。

　リスク認知とは，消費者のリスク事件の被害をうける確率のことで，リスク態度とは，消費者のリスクに対する一貫的な偏向のことである。その2つの概念をはっきり区別する必要がある。BSE事件を例にすると，リスク認知とリスク態度は，それぞれ消費者の購買行動に影響しただけでなく，リスク認知とリスク態度の結合項は消費者行動を影響する最も重要な要素であるという結論を出している。その上，リスク認知とリスク態度の消費者購買行動への影響は国ごとに差がある。オランダの牛肉消費減少の原因は，主に消費者のリスク認知によるものであるのに対して，ドイツの牛肉消費減少の原因は，主に消費者のリスク態度によるものである。

　Wansink（2004）はさらにその差を普通の消費者まで応用して，食品安全事件における消費者行動を次のような4つのパターンに整理した（図6-6）。

(1) 習慣維持グループ：低いリスク回避性と低いリスク認知のグループで，リスク選好的消費者である。このグループに属する消費者は自己行動に責任感が強く，普通のリスク情報を重視せず，習慣を保つ人であり，リスク事件に影響されにくい。

(2) 行動不安定グループ：低いリスク回避性と高いリスク認知のグループである。事件が発生したとき，このグループに属する消費

第6章 フードシステムに対する消費者の信頼とリスク・コミュニケーション　*143*

リスク回避性のレベル

	低 い	高 い
リスク認知のレベル　低い	**習慣維持グループ** • リスク選好的消費者 • 自己のしたいことをする • 情報を重視しない	**保守的グループ** • リスク回避的消費者 • リスクを負担しない • 情報を探すが,「沈黙の大多数」である
リスク認知のレベル　高い	**行動不安定グループ** • リスク選好的消費者 • リスクを負担 • 高いリスク認知によって行動する	**行動的グループ** • リスク回避的消費者 • リスクを負担しない • 過度に行動し,ほかの人に影響を与える政治的行動者

出所：Wansink (2004) の図10より

図6-6 リスク認知とリスク態度による消費者の区分

者は消費行動が変化しない。しかし,彼らの行動は主にリスク認知に決定される。リスク認知レベルが高くなるにつれて,ある程度になると,彼らはすぐ行動変化を起こす。

(3) 保守的グループ：高いリスク回避性と低いリスク認知のグループである。このグループに属する消費者は慎重的でリスク回避的,必要のないリスクを受けない消費者と同調し,いわゆる「沈黙の大多数」と呼ばれる。

(4) 行動的グループ：高いリスク回避性と高いリスク認知のグループで,リスク回避的消費者である。このグループに属する消費者は食品安全事件を最初に感知する人で,しかも行動的性格を持ち,ほかの消費者に影響を与える。

食品安全事件が発生した場合,上述した消費者グループは食品安全事件に対する行動も異なる。もし,そのような行動を積極性のレベル,合理性のレベルと継続時間の側面から描くと,各グループの行動パターン

表6-1　各消費者グループの行動パターン

グループ	積極的または消極的行動	非理性的または理性的行動	短期的または長期的行動
習慣維持グループ	・消極的に行動する ・食習慣を維持する	・理性的に行動する ・リスク認知が低いとき情報を無視する	・リスク認知と回避性が低いため、短時的に行動する可能性が最も高い
行動不安定グループ	・相対的消極 ・個人のリスクを回避するが、ほかの人に影響しない	・非理性的に行動し、リスクを完全に負担しない可能性が最も高い	・リスク認知レベルによって、短時的または長期的に行動する可能性は両方ある
保守的グループ	・消極的に行動する、いわゆる「沈黙の大多数」 ・潜在的なリスクを心配するが、過大反応はしない	・非理性的に行動する可能性が最も高い。リスク回避的であるため、リスクを負担しない	・リスク回避性のレベルによって、短時的または長期的に行動する可能性は両方ある
行動的グループ	・積極的に行動する可能性が最も高い ・食品問題に関わりやすい ・行動しない人に影響する	・非理性的に行動し、食品安全問題とリスクレベルに過大的に反応する ・正当理由のない極端行動をする	・リスクを回避するため、長期的食習慣を変える可能性が最も高い

出所：Wansink（2004）の表2による

は表6-1のようになる。

(1) 積極性：食品安全事件に対して、消費者は積極的に反応するかまたは消極的に反応するかに分けられる。消極的な行動は、自身の行動を変えることによって危険を回避することである。BSEのケースでは、牛肉の代わりに鶏肉、魚などの代替品を買うことである。積極的な行動は、損害賠償を要求する、または消費者運動などを通じて法律、商品基準、規制制度など市場構造を決定する

ものを変えさせることである。その結果,関係する産業に長期的影響を与える。
(2) 合理性:消費者は食品安全事件の特性によって,理性的または非理性的な行動をする。関連食品を食べないという極端な行動は理性的行動である。食品に必ず火を通して食べる,生のものは食べないという相対的に穏やかな行動も理性的行動である。非理性的行動は消費者の反応が理性的行動と比べて過大反応あるいは過小反応したものといえよう。
(3) 継続時間:消費者が食品安全事件に対して取る行動は短期的なものと長期的なものに分けられる。もし食品安全リスクが構造的措置(たとえば検査措置,新しい食品基準など)にとって解消された場合,消費者の行動はある時間を継続して完了する。そうでなければ,必要以上に長く継続する。

以上の消費者グループの区分は,食品安全事件対策を考案する際,参考になると思われる。

4. 情報の提供と情報提供者に対する消費者の信頼

(1) マスコミの役割と食品安全危機

食品安全事件におけるマスコミの役割については,意見が分かれる。マスコミの監督機能を強調して,マスコミは食品安全保障に欠かせない機能を果たしたと見る人もいるし,マスコミが食品安全事件を過大宣伝し,むしろ多くの食品安全事件はマスコミの報道で起こされたと見る人もいる。確かに,マスコミの,消費者行動の意思決定に対する影響は,個人的交流よりはるかに大きい(Verbeke et al., 1999)。しかし,マスコミはリスクそのものを報道する役割なのか,あるいは食品安全危機をあおる役割なのかを判断することは容易ではない。

現在の研究で指摘できるのは,マスコミの報道手法にバイアスがある

ことである。多くの事件が発生した場合，全過程をカバーする報道は，事件伝達に効果が小さい。そのため，マスコミはほとんど事件の概要，または事件の一部分を中心に情報を提供するしかない。それは人々が食品安全に関わる事件に関してしばしばマスコミを批判するひとつの原因であろう（Freduenburg et al., 1996）。

食品安全に関わる事件の対策としてひとつ考えられるのは，マスコミの信頼度を評価することである。メイヤー信頼度指数（Meyer's Credibility Index）は，環境による健康リスク論争に関する信頼度を評価するものである（McComas and Trumbo, 2001）。食品安全にもそのような信頼度指数の利用が考えられる。もちろん，非常に重要なのはその指数自身が信頼できるものでなければならない。

(2) 情報提供者に対する消費者の信頼

食品安全リスク情報に対する信頼は，消費者がリスク情報に対してどのような行動をとるかを決定する要因である。そして，多くの研究は食品安全情報提供者に対する信頼を課題としている。

まず，なぜ消費者が一部の食品安全情報提供者を信頼する一方で，一部の情報提供者を信じないのかという問題である。研究結果によると，消費者が信頼する食品リスク情報の提供者は消費者団体，一部の選択されたマスコミ，中立の学者などである。企業，あるいは政府は情報提供者として消費者に信頼されない場合が多い。

表6-2は，筆者が中国で調査した結果とアメリカでの調査結果を比較したものである。特徴的な点は政府に対する信頼である。中国では政府が消費者にかなり信頼されているのに対して，アメリカの場合ではそうではない。日本では，消費者団体，一部のマスコミが信頼され，政府もそれほど信頼されないように思われる。もちろん，調査対象と調査時間によって，その結果は変わるかもしれない。消費者団体については，制度の違いによっても影響を受ける。たとえば，中国では，真の意味で

表6-2 情報提供者に対する消費者の信頼

情報提供者	中国 頻数	中国 %	アメリカ 頻数	アメリカ %
政府部門	181	60.94	62	19.5
NGO組織	11	3.70	12	3.8
医療機構と大学の学者	76	25.59	94	29.6
企業	2	0.67	16	5.0
誰も信じない	10	3.37	19	6.0
その他	17	5.72	115	36.2
合計	297	100	318	100

注：中国のデータは2005年4月の筆者の調査より、アメリカのデータはHuffman W. E. et al. (2004) より。値は、最も信頼できるのは何かという質問に対する回答によって計算されたものである。
出所：曽寅初, 張濤 (2006) の表4より

の民間消費者団体があまりないため、ひとつ重要な情報提供者の選択肢を失ったといえる。

　食品安全に関わる事件の対策として、リスク・コミュニケーションの視点から見ると、政府に対する信頼が非常に重要と思われる。政府が情報提供者として信頼を失うと、政府の政策の効果にも影響を及ぼす。特に消費者対策はそうである。政府が信頼されるか、されないかはもちろんその情報提供の実効性と正確さにかかっている。注意しなければならないのは政府の役人だけでなく、政府に関係する学者の表現もその信頼度と深く関わることである。

　BSE事件に関する研究は、政府に対する信頼とその重要性を実証した。その研究によると、ドイツ、オランダとアメリカの調査データは、政府によるリスク情報の提供に対する信頼は、消費者が牛肉を食べるときの不安との間に、強い関係を持つことがわかる。図6-7が示すよう

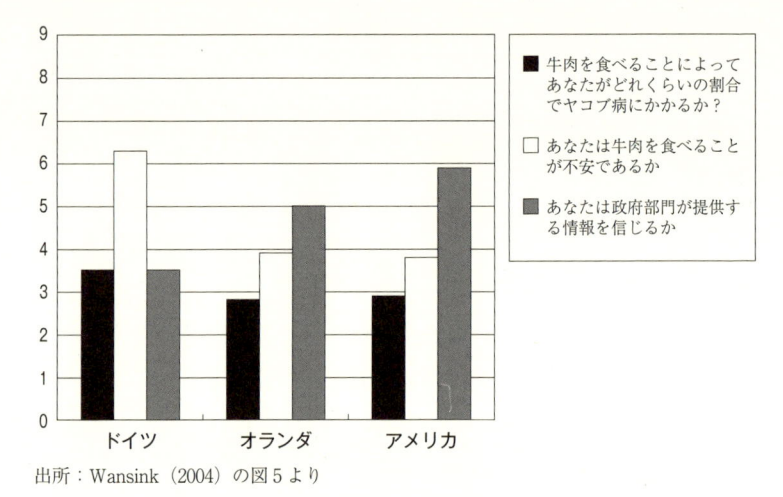

出所：Wansink（2004）の図5より

図6-7　政府部門情報に対する信頼と消費者の不安

に，政府部門が提供するBSE情報に対する信頼が高くなると，消費者の牛肉に対する不安が低下する。アメリカ，オランダの消費者は，政府が提供する情報に対する信頼度がドイツより高い。そして，この両国の消費者は，牛肉消費に対する不安がドイツより低い。もちろん，そのときBSEによる食品安全の実際のリスクは3カ国の間であまり変わらないと考えられよう。もし，ひとつの国で食品安全に対する不安がなかなか解消されないとき，政府に対する消費者の信頼がどのようなものかを検討する必要があると考えられよう。

　以上，情報提供者に対する信頼と食品安全リスク認知との関係を議論したが，実際に情報提供者に対する信頼は消費者の食品安全リスク態度にも関係する。特に長期的にはそのような関係が見られる。食品安全リスク態度は食品消費による利益とリスクの均衡で決定される。情報提供はその均衡の重要性を変えるのではなく，その利益とリスクの評価に影響を与える。そのため，消費者の食品安全リスク態度も少しは変えられ

るだろう。

5. 食品安全事件とリスク・コミュニケーション

(1) 消費者のリスク認知を考慮して対策をとる

食品安全事件が発生した場合，その対策として食品安全リスクの実際レベルを下げることはいうまでもなく非常に重要である。その主な対策は次の2つであろう。ひとつは新しい食品安全リスク管理措置の導入である。もうひとつは食品安全に関わる事件による被害を処理する対策である。

消費者行動の視点から見ると，新しい食品安全リスク管理措置の導入については，2つのことに注意しなければならない。

(1) 実効性がある措置を速やかに導入しなければならない。食品安全に関わる事件が発生した場合，採用される措置は実質的な措置と非実質的「補佐」措置に分けられる。実質的な措置は食品安全リスクの実際レベルを下げることができる措置である。たとえば，食品検査を強化すること，より厳しい安全基準を策定すること，HACCPなどの管理システムを導入することなどである。非実質的措置は食品安全に関わる事件に対する否認，関係する科学知識の説明などである。そのような措置は平常時には効果があるかもしれないが，事件の時にはむしろ逆効果である。

(2) 普通の基準よりも低い食品安全リスクレベルまで下げる必要がある。第2節の図6-4で示したように，食品安全に関わる事故が起きた時，消費者の食品安全リスク認知レベルと実際レベルのギャップが急に拡大する。食品安全リスクの実際レベルを普通の基準まで下げても，消費者が感知しているリスク認知レベルが非常に高いのである。そのため，消費者の食品安全に対する不信と不安は解消されない。

中国で発生した牛乳メラミン混入事件を例にみると，中国政府は直ちに，問題製品を回収すること，販売した製品をすべて検査して検査済マークを貼ること，食品企業の検査免除制度を廃止することなどの措置をとった。消費者調査では1週間のうちに，一部分の消費者は信頼を回復したと答えている。

また，どのように事前に対策があったとしても，食品安全に関わる事件による消費者被害対策なども考慮しなければならない。それは，事件関係企業だけに頼ることはできない。もちろん企業が責任をとる立場にあるが，しかし大きい事件では企業も大きい損失を受ける。極端な場合，企業は事件によって倒産する。その場合，政府による関与または政府が自身で処理政策を立てる必要がある。消費者に対する賠償または補助政策は，消費者の信用回復につながる。

(2) 食品安全に関わる事件のリスク・コミュニケーション

食品安全に関わる事件が発生した場合，リスク・コミュニケーションは，消費者の特徴を考慮にいれて実施しなければならない。コミュニケーションの目的は，消費者行動に影響を与えて事件による損失を軽減することである。前述したように，消費者の食品安全に関わる事件に対する行動は食品安全リスク認知とリスク態度で決定される。国によって消費者の食品安全リスク態度とリスク認知の組み合わせは異なる。BSE事件を例にみると，アメリカのような国では，主な措置はリスクによる危機を防ぐことを目的とする措置でなければならない。なぜなら，このような国の消費者の行動は主にリスク態度に左右され，リスク態度を変えることは非常に難しいからである。ドイツとオランダのような国では，リスク態度とリスク認知の両方が消費者行動を左右するため，政府，マスコミと食品産業がより正確な情報を提供するコミュニケーションも非常に重要な措置となる。特にオランダのような，消費者行動が主にリスク認知によって決定される国では，政府などによるリスク・コ

ミュニケーションがより効果があると思われる。

食品安全事件に関連する健康被害が明らかになるにつれて、リスク態度と比べてリスク認知が消費者行動を決定することの重要性が向上する。リスクが非常に低い場合、政府、食品業者、マスコミが提供する情報は、消費者の食品安全事件への対応行動に効果が高い。逆に、リスクが非常に高い場合、実質的な措置（たとえば回収制度）の効果が高い。そのとき、リスク・コミュニケーションの効果は低い。一方、リスク回避性が非常に高い消費者に対しては、リスクが低いまたは中等程度でも、リスク・コミュニケーションの効果がなかなか見えない。

(3) 食品安全事件前のリスク・コミュニケーション

食品安全に関するリスク・コミュニケーションは食品安全事件発生後にのみ必要なわけではない。食品安全事件前にも実施する必要がある。それについては、次のいくつかのことが考えられる。

① 消費者の食品産業に対する総合的理解の促進

いまの食品産業はますます複雑になりつつある。食品産業のチェーンが長くなっており、食品安全にかかわる主体が増えた。また、生産技術の進歩によって、新しい技術が使われるようになった。そのため、消費者にいまの食品産業はいったいどうなっているのかを全体として理解してもらう必要がある。まずは、食品産業技術に関する基礎知識である。次は特定産業に使われる技術のことである。最後はそれに関係する利益とリスクの基礎知識である。それは食品安全事件が発生したとき、リスク・コミュニケーションの基礎になる。

② 異なるコミュニケーションルートの協調

消費者は異なるルートから食品安全情報を受ける。食品安全情報を提供する各ルートは自身の優位性をもつ。たとえば、大学と研究機構に勤める学者は技術情報に詳しく、マスコミは事件実態を速やかに報道することが得意であり、政府は食品安全規制などの情報に権威がある。それ

は多ルートが存在することの利点である。しかし，もし異なる情報提供ルートが提供する情報に矛盾があると，消費者は戸惑う状況になりかねない。そのようになれば，リスク・コミュニケーションの効果に悪影響を及ぼす。したがって，異なるコミュニケーションルートの協調が必要になる。特に，食品安全事件が発生した場合，政府部門による情報提供を統一してひとつの権威のある機構が担当する方が望ましいと言われている。

③ ラベリング制度による情報提供

ラベリング制度は少なくとも3つの機能を持つ。1) 消費者に選択する権利を与える，2) 食品安全に関する情報を提供する，3) 企業がより安全な食品を提供することを奨励する。そのなかで，情報提供はその最も基本的な機能である。注意しなければならないのは，そのラベルがどのように獲得されるかということである。ラベルの本当の意味を消費者に理解してもらうことが重要である。たとえば，中国では，「有機食品」，「緑色食品」，「無公害食品」などの食品安全に関係するラベルがあるが，消費者のほとんどが正しくその意味を理解できていない。そのため，ラベルに対する信頼が高くない。

6. おわりに

本章は食品安全リスク認知の視点から，食品安全事件対策を論じてきた。その主な結論は次のように整理できる。

第1に，食品安全リスクの認知レベルと食品安全リスクの実際レベルとは，はっきり区別する必要がある概念である。食品安全リスクの実際レベルが下がっても，食品安全に関する不安と不信が解消されないことがある。その原因は，食品安全リスクの実際レベルと認知レベルのギャップが大きいことにある。食品安全リスク認知は，食品安全に関わる事件による影響および対策コストと関係する。食品安全リスクの実際

レベルと認知レベルのギャップを縮小することは政策的な意味を持つ。

　第2に，食品安全リスク認知は，食品安全リスクによる被害の評価と予想発生確率で決定される。リスクの特徴，心理的原因などで，食品リスクによる被害と発生確率は過大評価されやすい。それはリスク認知と実際レベルのギャップが形成される原因である。食品安全リスク認知とリスク態度が食品安全に関わる事件に対する消費者行動を決定する。リスク認知とリスク態度の組み合わせは国によって，または消費者グループによって異なる。

　第3に，マスコミが食品安全事件における消費者行動の意思決定に与える影響は，個人の交流による影響よりはるかに大きい。これは，食品安全リスク認知と食品安全情報提供者に対する信頼，特に政府部門に対する信頼と関連する。食品安全情報を提供することは，食品安全リスク認知に影響する。

　第4に，食品安全に関わる事件に関わる対策とリスク・コミュニケーションは，食品安全リスク認知とリスク態度の結合パターンを考慮にいれて実施する必要がある。食品安全に関わる事件が発生する前にも，リスク・コミュニケーションの方法に注意しなければならない。

　いま，東アジアでは食品安全に対する不信と不安が高まっている。特に日本では輸入食品に対する不信が強いようである。そのような状況は食品安全事件の発生と関係すると思われる。そのため，食品安全リスク認知にもっと注意を払う必要がある。食品安全に関わる事件に関する東アジアの消費者調査に基づく研究を重ねて，その対策を考えなければならない。

参考文献

Douglas, U., 1982, Essays in the Sociology of Perception. London : Routledge, Kegan Paul, Economics, 1998, 80 : 455-465.

Freudenburg, W., Pastor S., 1992, Public Response to Technological Risk : Toward a Sociological Perspective, Social Q, 33 : 389-412.

Huffman, W. E., Matthew Rousu, J. F. Shogren and Aberayehu Tegene, 2004, Who do consumers trust for information: the case of genetically modified foods? American Journal of Agricultural Economics 86 (No. 5) : 1222-1229.

Kalogeras, N., J. M. E. Pennings and van Ittersum Koert, 2008, Consumer Food Safety Risk Attitudes and Perceptions Over Time: The Case of BSE Crisis, 12th Congress of EAAE.

Klaus, G. Grunert, 2005, Food Quality and Safety: Consumer Perception and Demand, European Review of Agricultural Economics, Vol. 32(3), pp. 369-391.

Pennings, J. M. E., B. Wansink and M. M. E. Meulenberg, A Note on Modeling Consumer.

Reactions to a Crisis: The Case of the Madcow Disease, International Journal of Research in Marketing, 19, 2: 91-100, 2002.

Ruth M. W. Yeung, 2002, Food Safety Risk: Consumer Food Purchase Models, Cranfield University PhD Thesis.

Slovic, P., Fischhoff, B., Lichenstern, S., 1979, Rating the Risk, Environment, 21 : 14-39.

Starr, C., 1969, Social Benefit versus Technological Risk: What is Our Society Willingness to Pay for Safety? Science 165: 1232-1238.

Wansink, B., 2004, Consumer Reactions to Food Safety Crisis, Advances in Food and Nutrition, 48: 103-150.

Weinstein, N., Klein, W., 1995, Resistance of Personal Risk Perception to Debiasing Interventions, Health Psychol. 14: 132-140.

曽寅初,2008,食品安全保障と消費者の食品安全リスク認知,日中学術シンポジウム「東アジアにおける食料の安全性と農業環境資源リスク」講演論文集.

曽寅初,張濤,2006,情報提供主体と消費者の食品安全信頼,中日学術シンポジウム「食品安全保障:研究と対策の趨勢」.

曽寅初,夏薇,黄波,2007,「緑色食品」の消費者購買行動とその決定要因,『消費経済』第一号.

中嶋康博,2004,『食の安全と安心の経済学』,コープ出版.

第 7 章

むすびにかえて
—— 東アジアにおける信頼できるフードチェーンの確立に向けた展望

福田　晋

1. はじめに

本章では，まず始めに「食の安全・安心」という点をキーワードに，①安全・安心志向と消費者の購買行動について，②BSE対策に見る消費者の安心と安全確保とのギャップについて，③健康な食生活という論点について検討する。次に，農産物輸入と食料自給率の観点から①農産物輸入の動向と中食・外食の表示情報，②食品安全性と輸入問題について考察する。そして最後に，農と食の連携強化といった視点から，東アジアにおける信頼できるフードチェーンの確立について触れてみたい。

2. 食の安全と安心の確保

(1) 安全・安心志向と消費者の購買行動

今日の食料供給と消費をめぐっての大きな課題の一つは，「農」と「食」の距離の隔たりが拡大してきたことであろう。つまり，生産者，製造業者と消費者との間の距離感の違いが，消費者の食の不安感に影響を与えているのである。事実，消費者が輸入農産物や輸入原材料等に最も不安感を抱いているというデータもわが国の農業白書等に示されている。また，食品の安全性に関する知識が増えた消費者約50％のうち，

約半数が値段より安全性を重視して買うようになったと購買行動の変化を指摘している（『平成20年度食料・農業・農村白書』）。もちろん，これは食の安全・安心を重視した消費者が増えつつあるということを示唆するが，消費者の購買行動からすると，購買基準として安全性がウエイトを高めてきたことを意味しており，消費者・実需者のニーズは，価格志向，簡便化志向，安全志向，安定的な調達志向など一層多様化している，というのが妥当であろう。

このような安全性への関心の高まりと消費者ニーズの多様化は，具体的にどのような購買行動の変化につながっているのだろうか。食料消費の実態を示すデータからは安全性志向を示す事実は浮かび上がってこない。この間輸入量が減少し，自給率が上昇したという結果にもつながっていない。これほど安全に敏感で輸入農産物に不安感を持っていたら，自給率は下がるどころか上がってしかるべきである。意識の点では高まったが，多様化する消費者ニーズの一つであるというのが現段階の評価であろう。

政府は，食品事業者にも法令順守等の消費者重視の態度を求めるとともに，消費者も食に関して適切な判断能力を身につけるよう求めており，その上で，相互の顔の見える関係づくりの重要性を強調する。そこでは消費者と生産者・事業者との信頼関係の構築を進めることが重要であると指摘する。確かに，食品産業においても国産農産物を調達する理由として6割が「安全・安心なものが調達できる」としており，価格競争力で劣りながらも，品質（安全・信頼）競争力という点から海外産との新たな競争ステージに至っていることは事実である。顔の見える関係とは実は，その品質（安全・信頼）競争力を打ち出す生産者サイドのマーケティングにあると思われる。後に述べるように，農産物直売所の隆盛は，その一つの形態であろう。安全性や信頼関係を打ち出した契約取引や産地の特定化はその方向を示していると思われる。

(2) 安全性確保と安心のギャップ

　現在，政府は「国民の健康保護を最優先に」食品の安全性の確保に取り組んでいる。食品安全委員会の設置によるリスク分析は言うまでもなく，農林水産省でも農薬や肥料等の生産資材の適正な使用の推進と取り締まり，家畜防疫体制の強化といった安全性確保を行っている。一方では，消費者の信頼を確保するために，食品表示の適正化やJAS規格の見直し，トレーサビリティ・システムの確立を行っている。消費者の信頼を確保するとは，すなわち，安心を担保することに等しい。もちろん，安全性を高めることは必須の命題であるが，消費者はその客観的な高さよりも自らの主観で持ちうる安心感を得ることが大事なのである。

　ここではBSEに関わる安全性確保と消費者の安心という点について言及したい。BSE発生以降，全頭検査，牛肉トレーサビリティ法の施行や食品安全委員会の活動など極めて充実した取り組みが行われていることは周知の事実である。政府は20年度の白書で米国においてBSE感染牛が確認されたことに伴い，わが国が米国からの牛肉等の輸入を停止したこと，BSE全頭検査を20カ月齢以下の牛を除外して行うこと等，牛肉輸入再開に向けた協議の経緯を詳細に述べている。この中で全頭検査体制の変更について注目したい。当初，国際的に見て極めて厳しい全頭検査というチェック体制は，消費者にこの上ない安心感を与えた。さらにトレーサビリティ・システムが小売段階まで徹底された。しかし，後になってその検査レベルを下げることは，科学的に安全性確保の面から見てリスクが増加することはないといわれても，消費者の安心感はやはり低下するのである。これは安全性確保と安心の担保とのギャップの典型的な事例である。安全性確保システムを過度に高いレベルに設定し，その後下げることは，消費者へ不安をもたらすのである。今後の安全性確保と消費者の安心の担保との関係について考慮されるべき点である。

(3) 安心を高める取り組みとコスト負担

　表示は食品の持つ情報を開示することであり，消費者はそれを判断基準のひとつとして購買している。そのため，正確性やわかりやすさが求められる。例えば，われわれが最近米を対象に行った消費者調査によると，特定の品種や産地の米を購入している消費者は価格よりも精米年月日，産年等の表示情報を購買の基準として重要視するが，特定の商品にこだわらない消費者は値段を重要視するという傾向が認められる。明らかに品質志向と価格志向とに分かれるという結果である。さらに，安全性等についてはあまり重要視されていないことも明らかとなった。あるいは安全性の確保は当然であり，そもそも商品選択の前提条件とも理解できる。

　ところで，表示はトレーサビリティとも関わる問題であり，生産者，事業者は安心（信頼）確保のための投資を，新規にコスト負担して取り組んでいる。果たして消費者はどれだけの負担をしており，負担をする意思があるだろうか。安全・安心確保は食料供給サイドの当然の責務であるから，供給サイドが100％負担するのが当然という消費者主権の理解であろうか。自社だけで行っているトレーサビリティ・システム（企業独自の商品情報蓄積システム）や仕入先や出荷先との連携を伴ったトレーサビリティ・システムの構築は企業の差別化戦略であり，消費者が負担すべきものではないという考えもあろう。しかしながら，牛肉トレーサビリティ・システムのように法制度されているものは一種のインフラであり，一定の消費者負担があってしかるべきである。

3. 農産物輸入の増大と食料自給率

(1) 農産物輸入の動向と外食・中食の情報

　「東アジアにおける食を考える―信頼できるフードチェーンの構築に向けて―」という本書のタイトルは，きわめて耳当たりの良い言葉に聞

こえる。しかし、それは、わが国にとってみれば実質的に農産物輸入の増大であり、自給率の低下を示している。

ところで、今日の農産物輸入で注目すべきは、加工の高度化と小口化が進んでいるということである。半加工品、加工品の割合が高まっていること、安い人件費とわが国に近い地理的条件を活かして中国が金額ベースで第2位の輸入先国となっている点、食品等輸入届出件数と総重量は増加傾向にあるが、1件当たりの重量は減少傾向にあり、小ロット輸入傾向が強まっていることが、その内容である。このような農産物輸入の高度化や小口化は、外食・中食需要の高まり、国内の市況や需要変動に即応して食材調達をより機動的に行う動きが影響していると考えられる。

先の食の安全性の項でみたように、食の安全・安心に関心が高く、表示情報等に敏感な消費者は増えてきている。そして、専門小売店や量販店で生鮮品や加工食品を購入する際には、その原産地表示やJAS表示情報を見ることで判断し、購入するか否かを決めることができる。しかし、われわれが外食をする際、海外産の原料や半加工品を利用していることを容易に知ることはできない。輸入食品について不安を持ち、なるべく購入を避けたいと思っていても、それに関する情報がなければ、味覚と値段で選択するしかないのである。結果として、輸入原料、輸入加工品を食べて食料自給率低下につながっていることが往々にしてあろう。外食、中食においても適切な情報が偽りなく与えられる必要がある。

この点を担保してはじめて信頼できるフードチェーンの確立につながるのである。

(2) 食品安全性と輸入問題

ところで、2002年4月に中国産冷凍ホウレンソウから基準値を超えた残留農薬が検出されたことを端緒として、中国農産物の弱点である

「食品安全と衛生基準」の制約により，中国野菜の輸入が落ち込んだという経緯があることは周知のとおりである。しかし，それ以降中国では大きな構造変化が進みつつある。すなわち，従来の農業産業化のタイプは，「公司（農産物の加工，流通に携わる企業）＋農家」，「仲介組織＋農家」，「専門市場＋農家」であったが，これらのタイプでは農家に対する生産指導不足や数量・品質保証の不徹底などの問題が解決できなかった。そこで，公司が契約農場を確保し，農家を従業員として雇用する「公司＋農場＋農業従業員」というタイプが現れてきたのである。

これはいわゆる従来の分散した外部市場（組織）原料調達型から，集中した公司内部組織原料調達型への転換である。そこでは徹底した生産マニュアルのもとに生産管理と生産物の品質管理が行われている。このように，残留農薬事件による輸入停止を契機として中国サイドの供給体制が急速に転換しつつある事実は，輸入農産物は不安であるという評価に対する迅速な対応とも理解できる。海外産食品には，安全と安心を前面に打ち出した「品質差別化」で対抗するという戦略でも，安心できないことに注意すべきである。

4. 顔の見える関係づくりと真の消費者主権
―― 「農」と「食」の連携の強化 ――

食料消費における外食・中食のウエイトの高さは，近年の趨勢であるが，消費者自らの選択によって利便性・簡便性に富む食生活を享受し，それが加工調理食品や輸入品を増加させ，わが国の農業の姿を見えにくくしている。そして，食品製造業でも精穀・製粉等の加工度の低い製品を作る「基礎素材型」よりも，畜産物食料品製造業や冷凍調理食品製造業等の「加工型」の成長が高いことを示している。もちろん，これら「加工型」企業が外食や中食産業と結びつきが強いことは言うまでもなく，これら食品産業が海外依存度を高めれば，国内農業とのギャップが生まれることは明白である。

ただ，食品産業も多様な消費者ニーズにこたえるために，品質の向上，品揃えの多様化，商品の差別化，安全や安心の確保等が課題となり，安定的な供給を確保するために国内産地との結びつきを強める動きが見られている。

以上の視点は，国産の強みを活かした農業生産の展開と密接に関わってくるのであるが，食品産業の需要にこたえるべく安全性や品質をコンセプトとする地域ブランドの確立により，国内食品産業との強固な連携を図り，信頼関係を構築する必要がある。

この点で，農村経済の活性化と農業と他産業の連携の推進，いわゆる六次産業化も同様な文脈で捉えることが可能であろう。そこでは，他産業と農業との連携や農産物直売所の動きが特筆されるのであるが，「農」と「食」の顔の見える関係づくりは，単に物理的距離の問題ではないであろう。相互のニーズと情報を交換し合い，信頼関係づくりを踏まえた様々な取引契約を構築することが重要なのである。

このように考えると，農産物直売所，地元食材を利用した学校給食形態などの動きを，地場流通と広域流通の対置，「地産地消」などの概念でくくらず，産地サイドの情報，取引条件を提示した関係性のマーケティング一形態として位置づける必要がある。これは，近年，食品産業が特定産地と一定条件を提示した取引を行う契約取引形態と通じるものである。産地側から積極的に取引条件を提示して，消費者，食品産業界との関係性を構築することが，国産農産物と消費者，実需者を結びつけるという意味で，自給率向上に寄与する一つの方策ではなかろうか。

そして，このような関係性のマーケティングまで拡大して考慮することこそ，東アジアにおける新たな信頼できるフードチェーンの確立につながるのである。各国が安全な食料供給体制を構築し，相互に正確な情報を発信して，信頼できる関係を構築することは，地産地消の原点でもある。

そして，東アジアにおける安全な食料供給体制の構築のためには，食

品行政のハーモナイゼーションという課題が問われてくるのである。

参考文献
農林水産省, 2008, 『平成 20 年度食料・農業・農村白書』, 農林統計協会

あとがき

　第4回日中韓国際シンポジウム開催のお話を伺ったのは，2009年の春まだ日が浅い頃であったと思う。2010年3月に九州大学アジア総合政策センターを定年退職なさった坪田教授から，「長年，センターが行ってきたシンポジウムの集大成をやる。その中の分科会で食料問題をとりあげるので，おまえがコーディネーターをやれ」というお話をいただいた。同窓の大先輩の話に対して，どのような企画をするかアイデアもないまま，「はい，私でできる範囲で担当します」と即答したことから，本書の作成は始まっている。

　10月のシンポジウム開催に向けて，他の4つの分科会のコーディネーターと九州大学アジア総合政策センターの先生方が集まって第1回の打ち合わせ会を開いたのは，5月20日であった。他の4つの分科会のコーディネーターの先生方は，かなり以前から長年のセンターのシンポジウムに関わってきており，いわばベテランである。「しまった！」と正直思ったが，後の祭りである。

　早速シンポジウムにおける分科会の報告者を選定しなければならない。テーマは「日本，韓国，中国における食品の安全と安心に関わる領域」である。このテーマであれば，3カ国の専門家で依頼するのは，大方この方々であろうというメンバーは実は当初から頭に浮かんでいた。いくつかの関連学会や国際シンポジウムで知己の先生方に依頼したところ，皆さん快諾いただいた。分科会当日の様子は，本書の冒頭に記しておいたので割愛するが，フロアからもかなり活発な質問，意見が出され，成功裡に終わったと実感している。

　第2の関門は，分科会の内容を基礎にシリーズ本として刊行するとい

うものであった。諸般の事情から，刊行が遅れた。おりしも，九州大学アジア総合政策センターが，その役割を終えて幕を閉じようとしている。

　食のグローバル化とともに東アジアの連携は一層重要となることは疑いのないことである。九州大学アジア総合政策センターが一定の役割を終えた段階で本書『東アジアにおける食を考える―信頼できるフードチェーンの構築に向けて―』が刊行されたことは，ひとつのエポックメイクであるとも言えよう。

　シンポジウム開催から単行本の完成までお世話になった方々のご苦労とご尽力に改めて感謝いたします。

編者　福田　晋

執筆者略歴

福田　晋（ふくだ・すすむ）

九州大学大学院農学研究院教授。九州大学准教授を経て，2009 年より現職。専門は農業経済学，食料流通学。編著書に『食品の安心・安全の経済分析』（九州学術出版振興センター）など多数。

中嶋康博（なかしま・やすひろ）

東京大学大学院農学生命科学研究科准教授。東京大学助手を経て，1996 年より現職。専門は農業経済学。著書に『食品安全問題の経済分析』（日本経済評論社）など多数。

李　炳旿（リ・ビョンオー）

韓国江原大学校教授。1984 年韓国東亜大学助教授。1987 年より現職。2002-2004 年同学部長。専門は食料経済学など。米国イリノイ大学，中国延辺大学の客員教授を歴任。韓国農業経済学会副会長。

王　志剛（ワン・ジガン）

中国人民大学農業与農村発展学院教授。九州大学助手，中国人民大学農業与農村発展学院副教授を経て，2010 年より現職。

南石晃明（なんせき・てるあき）

九州大学大学院農学研究院教授（アジア総合政策センター複担教員）。(独)農業・食品産業技術総合研究機構 中央農業総合研究センターを経て，2007 年より現職。専門は農業経済学。編著書に『東アジアにおける食のリスクと安全確保』（農林統計協会）など多数。

愼　鏞光（シン・ヨンガン）

韓国農村経済研究院 農業観測情報センター 野菜観測チーム長。論文に「畜産の政策手段と生産性変化に関する研究」（2008 年）など多数。

崔　志弦（チェ・ジヒョン）

韓国農村経済研究院 農食品政策研究本部長。論文に「ISO22000 の効率的な導入方案に関する研究」（2006 年）など多数。

曽　寅初（ソ・エンショ）

中国人民大学農業与農村発展学院教授。中国人民大学農業経済学系助手。中国人民大学農業与農村発展学院講師，同副教授を経て，2005 年より現職。主要研究領域は，食料経済学，開発経済学。

東アジア地域連携シリーズ 4

東アジアにおける食を考える
信頼できるフードチェーンの構築に向けて

2010 年 6 月 30 日　初版発行

編　者　福田　晋

著　者　福田　晋・中嶋康博・李　炳旿

　　　　　王　志剛・南石晃明・愼　鏞光

　　　　　崔　志弦・曽　寅初

発行者　五十川直行

発行所　（財）九州大学出版会

〒812-0053　福岡市東区箱崎 7-1-146　九州大学構内

電話　092-641-0515（直通）

振替　01710-6-3677

印刷・製本　大同印刷㈱

© 2010 Printed in Japan
ISBN978-4-7985-0022-5

九大アジア叢書（①〜⑤巻まではKUARO叢書）

① アジアの英知と自然 ── 薬草に魅せられて ──
　正山征洋

② 中国大陸の火山・地熱・温泉 ── フィールド調査から見た自然の一断面 ──
　江原幸雄 編著

③ アジアの農業近代化を考える ── 東南アジアと南アジアの事例から ──
　辻　雅男

④ 中国現代文学と九州 ── 異国・青春・戦争 ──
　岩佐昌暲 編著

⑤ 村の暮らしと砒素汚染 ── バングラデシュの農村から ──
　谷　正和

⑥ スペイン市民戦争とアジア ── 遥かなる自由と理想のために ──
　石川捷治・中村尚樹

⑦ 昆虫たちのアジア ── 多様性・進化・人との関わり ──
　緒方一夫・矢田　脩・多田内修・高木正見 編著

⑧ 国際保健政策からみた中国 ── 政策実施の現場から ──
　大谷順子

⑨ 中国のエネルギー構造と課題 ── 石炭に依存する経済成長 ──
　楊　慶敏・三輪宗弘

⑩ グローバル経営の新潮流とアジア ── 新しいビジネス戦略の創造 ──
　永池克明

⑪ モノから見た海域アジア史 ── モンゴル〜宋元時代のアジアと日本の交流 ──
　四日市康博 編著

⑫ 香港の都市再開発と保全 ── 市民によるアイデンティティとホームの再構築 ──
　福島綾子

⑬ アジアと向きあう ── 研究協力見聞録 ──
　柳　哲雄 編著

⑭ 変容する中国の労働法 ──「世界の工場」のワークルール ──
　山下　昇・龔　敏 編著

新書判・平均200頁・本体価格1,000円（①⑧1,200円，④1,300円）